Calamini/Grüner

Zähne und Gesundheit

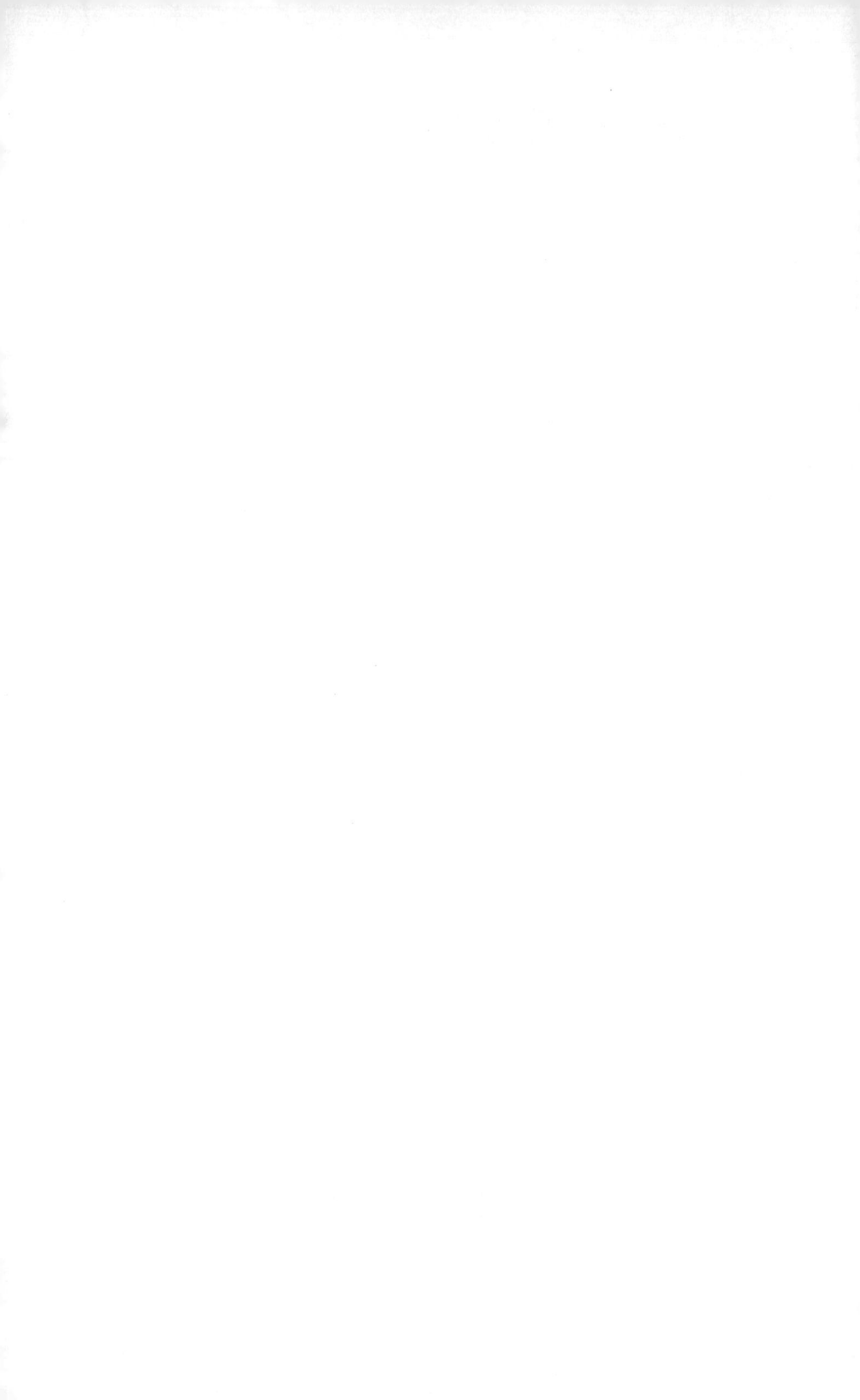

Zähne und Gesundheit

Naturheilkundlich vorsorgen und behandeln

Von Dr. med. dent. Manuela Calamini,
Dr. Cordula Grüner

Mit 92 Abbildungen und 7 Tabellen

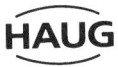

Karl F. Haug Verlag · Heidelberg

Die Deutsche Bibliothek — CIP-Einheitsaufnahme

Calamini, Manuela:
Zähne und Gesundheit: Naturheilkundlich vorsorgen und behandeln; mit
7 Tabellen / von Manuela Calamini; Cordula Grüner. —
Heidelberg: Haug, 1997
(Wissenswertes für Patienten)
ISBN 3-7760-1597-7
NE: Grüner, Cordula:

Titel-Nr. 2597 · ISBN 3-7760-1597-7

Umschlaggestaltung: Inside Out, 69118 Heidelberg

Umschlagfoto: Image Bank, München

Satzkonvertierung: Filmsatz Unger & Sommer GmbH, 69469 Weinheim

Druck und Verarbeitung: Druckerei Laub, 74834 Elztal-Dallau

Inhalt

Einleitung

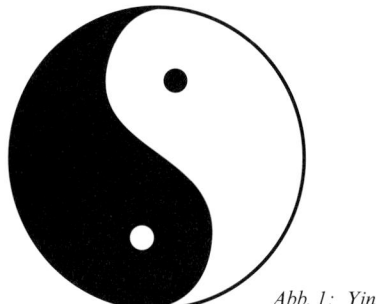

Abb. 1: Yin-Yang-Zeichen

Warum ich dieses Buch schreibe

Dieses Buch ist entstanden auf der Grundlage von Vorträgen, die ich im In- und Ausland gehalten habe. Am Ende solcher Veranstaltungen werde ich regelmäßig von den Zuhörern gefragt, wo denn das eben Gehörte nachzulesen sei. Nun gibt es eine Fülle von Literatur zu diesem Thema, die mich aber jedesmal vor das gleiche Problem stellt: Diese Bücher sind meist für den Therapeuten bestimmt, sie sprechen nicht die Sprache des Laien. Medizinische Fachliteratur ist sehr teuer, einzelne Bücher decken aber meist nur Teilaspekte ab. Verschiedene naturheilkundliche Probleme werden zwar bis ins Detail erörtert, Fragen, die die Patienten bewegen, werden aber zum Teil unbeantwortet gelassen. Diese Fragen beziehen sich sowohl auf naturheilkundliche als auch auf zahnmedizinische Themen.

Mein Anliegen ist, auf der Grundlage der Vorträge die Fragen, die im Lauf der Jahre immer wieder gestellt wurden, zu beantworten. Der rote Faden ergibt sich einerseits durch die Systematik des Gebiets, andererseits durch die Zusammenfassung von Fragenkomplexen.

Ziel ist es, Zahnmedizin und Naturheilkunde zueinander in Beziehung zu setzen. Wie in keiner anderen medizinischen Richtung ergänzen und unterstützen sich in der Zahnmedizin die Naturheilkunde und die Schulmedizin. Der naturheilkundlich behandelnde Zahnarzt nutzt bei der Diagnose etwa 80% naturheilkundliche und 20% schulmedizinische Methoden, bei der Therapie beide zu ungefähr gleichen Teilen. Aus diesem Grund erläutere ich in diesem Buch auch schulmedizinische Behandlungsweisen. Grundlagen der Physik, Chemie und Materialkunde werden ebenfalls erklärt. Dieses Basiswissen ist notwendig, um die Wirkungsweise der Naturheilkunde zu verstehen – sie will ja gerade nicht nur Symptome behandeln, sondern Ursachen von Krankheiten bekämpfen. Das Wissen um Zusammenhänge, Wechselbeziehungen und Materialien erleichtert es dem Patienten, bei der Therapie mitzuwirken, Erkrankungen vorzubeugen und durch vernünftige Lebensweise seine Gesundheit positiv zu beeinflussen.

Ich möchte in verständlicher Weise durch die biologische Zahnheilkunde führen, darum habe ich bewußt die lateinischen medizinischen Fachbegriffe durch deutsche ersetzt und eine einfache, verständliche Sprache gebraucht.

Dr. med. dent. Manuela Calamini

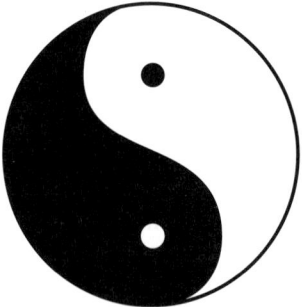

Abb. 2: Yin-Yang-Zeichen
Das Polaritätszeichen steht für die Harmonie der Gegensätze – hier für die Integration von Schulmedizin und Naturheilkunde

1 Einführung in die Thematik

1.1 Naturheilverfahren – warum gerade wieder heute?

Unsere Weltanschauung, die auf den Lehren von Descartes und Newton beruht, ist materialistisch-wissenschaftlich orientiert. Es wird aber zunehmend deutlich, daß diese Betrachtungsweise durchaus nicht mit allen Problemen fertig wird, sondern durch ihre Einseitigkeit neue Schwierigkeiten schafft, und so regt sich zunehmend der Wunsch, die Natur und mit ihr auch die Naturheilverfahren in unser Leben zu integrieren.

1.1.1 Die Grundlagen der Naturheilkunde

Naturheilverfahren sind durchaus nichts Neues – sie sind immer schon angewandt worden. Es findet eine Rückbesinnung auf etwas immer schon Dagewesenes statt. Die moderne Naturheilkunde schöpft aus mehreren Quellen. Einer ihrer Ursprünge liegt in der fernöstlichen Medizin. So faszinieren die Chinesen und Japaner die westliche Welt vor allem durch Akupunktur und Massagetechniken. Die chinesische Medizin beschreibt insbesondere Zusammenhänge und Funktionen biologischer, aber auch kosmischer Art. Sie erfaßt dynamische Verläufe im Körper, weniger die Pathologie einzelner Organe. Mit ihrer Darstellung des Ordnungsprinzips der Energieleitbahnen (Meridiane) und ihrer Wechselbeziehungen stellen sie den Körper als dynamische Einheit dar, im harmonisierenden Gleichgewicht der Polaritäten Yin und Yang.

Yin und Yang sind die Gegensätze, die sich ergänzen und einander bedingen wie Licht und Schatten. Zusammen bilden sie eine allumfassende Einheit. Diese Betrachtungsweise ist die Grundlage chinesischer Philosophie, sie liegt auch der Medizin zugrunde. Das „Buch der Wandlungen", das wahrscheinlich ein chinesischer Kaiser vor über 5000 Jahren schrieb, befaßt sich mit Gegensatzpaaren. Auch Konfuzius und Laotse betonen die Durchdringung aller Dinge dieser Erde von den Prinzipien Yin und

Yang. In der westlichen Philosophie hat Hegel mit dem Prinzip der Dialektik die gleiche Erkenntnis auf einer anderen Ebene erklärt.

Das Grundprinzip der Naturheilkunde ist die ganzheitliche Betrachtungsweise. Darum haben wir von den Chinesen das Yin-Yang-Zeichen als Zeichen der Naturheilverfahren übernommen. Es wird auch Monade, Gegensatzzeichen oder Polaritätenzeichen genannt.

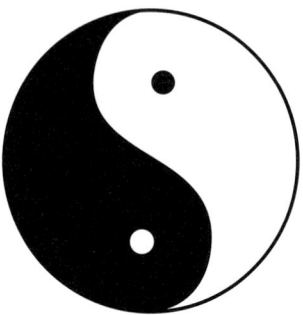

Abb. 3: Yin-Yang-Zeichen

Der andere Ursprung der Naturheilkunde liegt in der westlichen Welt, wo bereits in der Antike und im Mittelalter vor allem bedeutende Ärzte wie Hippokrates (460 v. Chr. – um 375 v. Chr.), Galenos (um 129–199) und Paracelsus (1493–1541), um nur diese zu nennen, eine ganzheitliche Denkweise in die Medizin eingebracht haben.

Das Verhalten des Arztes in der Gesellschaft und zur Natur bilden eine Einheit. Die philosophische Grundlage ist die ganzheitliche Betrachtung. Mikrokosmos und Makrokosmos bedingen sich gegenseitig, der Mensch ist eingeflochten als ein Bestandteil des Universums. Der Arzt versteht sich eher als behutsamer Lehrer, nicht als jemand, der heilen kann. Der Arzt bringt gleichsam nur den Stein ins Rollen, er führt zurück in das verlorengegangene Gleichgewicht.

Körper, Geist und Seele sind eine naturgegebene Einheit. Der Organismus mit seinen unterschiedlichen „Säften" wird in seiner Ganzheit gesehen. In die Therapie werden die natürlichen Elemente Wasser, Luft, Wärme und Kälte eingebracht. Auch in der heutigen, wissenschaftlich orientierten Medizin werden diese Therapien, wenn auch oft nur als Zusatztherapien, angewandt und bilden einen festen Bestandteil unseres Gesundheitssystems.

Ein weiterer Aspekt der hippokratischen und paracelsischen Medizin, der allerdings weitgehend verlorengegangen ist, liegt in der Betonung der Eigenverantwortlichkeit. Für Hippokrates und Paracelsus war es selbstverständlich, daß letztlich nur verständnisvolle Einsicht und das Wissen des Patienten um die Kräfte, die seine Gesundheit stören können, zur Gesundung führen können.

So wird gefordert, der Patient solle selbst einen maßvollen Umgang mit Speisen und Getränken üben, er solle um den harmonischen Ablauf von Wachen und Schlafen, Ruhe und Bewegung wissen und dadurch bewußt selber Krankheiten verhindern. Hier beginnen bereits die ersten Schwierigkeiten.

Unverständlicherweise hat sich unser Sozialsystem in die Richtung bewegt, in der der einzelne die Verantwortung auf den Arzt und die Allgemeinheit abwälzen kann. Obwohl unser inzwischen fast unbezahlbares Sozialsystem aufschreit unter der Last der Verantwortung — nicht nur aufgrund der Kosten — sind wir noch weit entfernt vom eigenverantwortlichen Patienten, der weiß, daß es mit der „5-Minuten-Gesundheitspille" vom Arzt so einfach nicht geht. Diese Einsicht in die notwendige Eigenverantwortlichkeit ist aber die notwendige Grundvoraussetzung für jede dauerhafte Heilung. Sie ist der Grundpfeiler jeglicher Vorsorge.

Wir alle sollten erkennen, daß wir lernen müssen, Krankheiten zu vermeiden. So ist auch die Eigenverantwortlichkeit die Grundvoraussetzung aller naturheilkundlicher Therapien. Sie ist der Ausgangspunkt, an dem begonnen werden muß. Insbesondere Patienten, die sich naturheilkundlich behandeln lassen wollen, sollten das wissen und akzeptieren.

Für jede Therapierichtung, für jedes Krankheitsbild gilt das gleiche — wir sollten folgende grundlegende Voraussetzungen zur Gesundung in uns schaffen:

1. Der Mensch muß als Einheit gesehen werden. Körperliche, geistige und seelische Funktionen beeinflussen sich wechselseitig.
2. Der Patient trägt die Verantwortung für seine Gesundheit. Er übernimmt einen großen Teil der Vorbeugung selbst.

Auf dieser Grundlage sollten die Heilmethoden ausgewählt werden, sie sollte gleichermaßen für die Naturheilkunde wie für die Schulmedizin gelten.

1.1.2 Was versteht man unter Polarität?

Polaritäten sind z. B.

- männlich − weiblich
- Tag − Nacht
- Wärme − Kälte
- sauer − basisch
- Wüste − Wasser
- Einzelbetrachtung − Synthese
- Schulmedizin − Naturheilkunde.

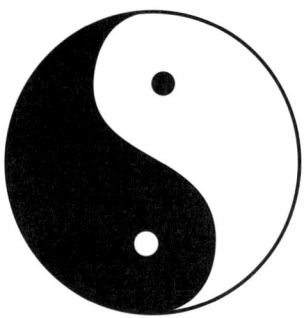

Abb. 4: Yin-Yang-Zeichen

Der große Kreis symbolisiert die Einheit, das harmonische Ganze. Dieses setzt sich zusammen aus Gegensätzen, die ineinander überfließen. Der kleine Kreis bedeutet, daß sich in jedem Teil das Gegenüber widerspiegelt. Durch dieses Spannungsfeld ist Weiterentwicklung möglich. Das Spannungsfeld ist aber nicht als Gegeneinander, sondern als Miteinander aufzufassen. Nur so kommt es zu einer Ganzheit in Harmonie. Von jeder Einheit bewegt sich ein ständiger Fluß zur nächsthöheren Einheit.

yin	Yang
unten	oben
Frau	Mann
Erde	Himmel
dunkel	hell
innen	außen
Körper	Geist
Materie	Energie
Ruhe	Bewegung
Struktur	Funktion
Abbau	Aufbau
Stabilität	Flexibilität

Tab. 1: Gegensatzpaare

Schulmedizin	Naturmedizin
Allopathie	Homöopathie
Technik	Natur
Spezialisierung	Ganzheitlichkeit
Symptombehandlung	Ursachenbehandlung
Wissenschaftlichkeit	Erfahrungswissenschaft
Messen	Fühlen

Tab. 2: Gegensätze in Naturmedizin und Schulmedizin

1.1.3 Soll man die Schulmedizin ablehnen?

Eigentlich darf es zwischen beiden Richtungen der Medizin kein Gegeneinander geben. Sehen wir uns das Polaritätszeichen doch noch einmal genauer an.

Daß wir heute eine Hinwendung zur Naturheilkunde haben, ist wünschenswert, denn im Verhältnis zur Schulmedizin ist ihre Stellung zu schwach. Dennoch − wir brauchen beide medizinischen Richtungen. Wir brauchen jede als Ergänzung zur anderen. Jede der beiden Richtungen hat ihre Grenzen. Der dieser Idee zugewandte, offene Therapeut wird nicht starr auf der Anwendung einer methodischen Richtung beharren, sondern das Wohl des Menschen im Vordergrund stehen lassen. Es geht nicht um das Verdammen einer medizinischen Auffassung. Der Mensch darf nicht im Streit um den Sieg einer Richtung zum Objekt werden. Es soll nicht um Ideologien gehen, sondern um eine sinnvolle Medizin. Es gibt gute und schlechte Schulmedizin, gute und schlechte Naturheilkunde, gute und schlechte Therapeuten auf beiden Gebieten.

Das Ganze ist, wie im Polaritätenzeichen dargestellt, eine harmonische Zusammenfügung von Gegensätzen − beide haben ihre Berechtigung. Sie stehen gleichwertig nebeneinander und ergänzen sich. Und die Forderungen nach ganzheitlicher Betrachtungsweise, Eigenverantwortung und Einbeziehung von Naturheilmitteln sind durchaus solche, die auch in der Schulmedizin Geltung haben können.

Gerade die Zahnmedizin ist unter allen medizinischen Sparten diejenige, in der stets beide Richtungen gleich stark zum Zuge kommen müssen. Hat die Prophylaxe versagt, brauchen wir ebenso Ersatzmaterialien für Prothesen, Kronen und Füllungen, Skalpelle, Zangen und Bohrer, wie das Wissen um die Ganzheitlichkeit des Menschen. Damit die Besonderheiten der naturheilkundlich orientierten Zahnmedizin besser einzuschätzen sind, werde ich im folgenden einige grundlegende, zahnmedizinische Zusammenhänge erläutern.

1.2 Die Bedeutung des Mundes allgemein

Wenn wir vom Mund sprechen, so denken viele zuerst an die Lippen. Spricht man von einem schönem Mund, meint man in erster Linie den äußeren Anteil. Je nach Beschaffenheit und Aussehen kann auch der Laie über den Mund den Menschen einstufen. So kennen wir den alten und den jungen Mund mit seinen typischen Merkmalen, den sinnlichen vollen Mund oder den verkniffenen geizigen Mund.

Wir können Einordnungen rein psychischer Natur treffen.

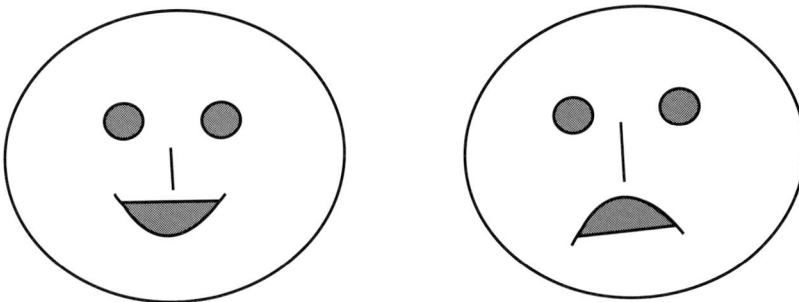

Abb. 5: Der Mund drückt die Stimmung aus ...

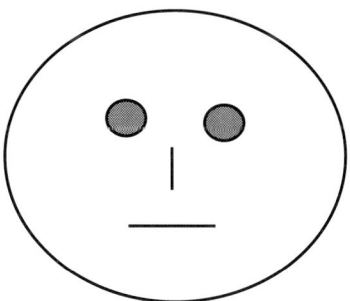

Abb. 6: ... oder verbirgt sie

Wir können über Mund und Zähne Zuordnungen zu einem sozialen Umfeld treffen. Menschen, die zahnlos sind, faule Zähne haben, „keinen Biß mehr haben", also ein häßliches Gebiß haben, werden nicht mehr respektiert. Sie gelten als alt, krank oder schwach. Ihr sozialer Hintergrund wird in den untersten Schichten vermutet. Ein schöner, gepflegter Mund und gesunde Zähne lassen dagegen eher an ein höheres soziales Niveau denken. Wir können aber auch Krankheiten erkennen, wie z. B. den sensiblen Magen anhand von Bläschen und Schrunden auf und an den Lippen.

Die volle Aufmerksamkeit erfährt der äußere Mund mit seinen Lippen durch die Kosmetika; das Innenleben führt uns dann die Werbung mit Zahnbürsten, den unterschiedlichsten Zahnpasten und dem unvermeidlichen kräftigen Biß in den Apfel als erste Diagnosehilfe vor. Durch die Zeitschriften, in denen lächelnde Models ihre strahlend weißen Zähnen präsentieren, weiß jeder, wie er aussehen möchte. Das Schönheitsideal existiert, und zumindest was den sichtbaren Anteil der Zähne anbelangt, sind viele Menschen bereit, diesem Ideal nachzueifern.

So bleibt oft die Beschäftigung mit dem Mund auf den äußeren, sichtbaren Bereich beschränkt – die wenigsten Menschen aber machen sich Gedanken darüber, welch immense Bedeutung dem Mund in der Gesamtheit des Organismus zukommt.

Wir unterscheiden im Mund Hart- und Weichgewebe. Zum Hartgewebe gehören die 32 Zähne einschließlich der Weisheitszähne und ihr knöchernes Umfeld. Als Weichgewebe bezeichnen wir das Zahnfleisch, den Mundvorhof, die Wangenschleimhaut mit den Ausführungsgängen der Ohrspeicheldrüse, den Mundboden mit den Ausführungsgängen der Speicheldrüsen, den Kieferwinkel um das Gebiet der Weisheitszähne und die Zunge.

Der Mund ist die Verbindung von der Außenwelt zur Innenwelt. Durch den Mund müssen alle Nahrungsmittel – er ist der Beginn des Verdauungstrakts, bereits hier beginnt die Verdauung durch spezifische Enzyme. Schleimhäute und Speichel nehmen über die Nahrung Bakterien, Viren, Gifte, Vitamine, Spurenelemente etc. auf und können solche auch wieder abgeben. Da der Mensch am Ende der Nahrungskette steht, befindet sich in unserer Nahrung stets einiges an schädlichen Stoffen. Erde, Luft und Wasser enthalten sie, die Pflanzen nehmen sie auf. Wenn wir pflanzliche Nahrung zu uns nehmen oder Fleisch von Tieren, die Pflanzen gefressen haben, führen wir uns diese Schadstoffe zu.

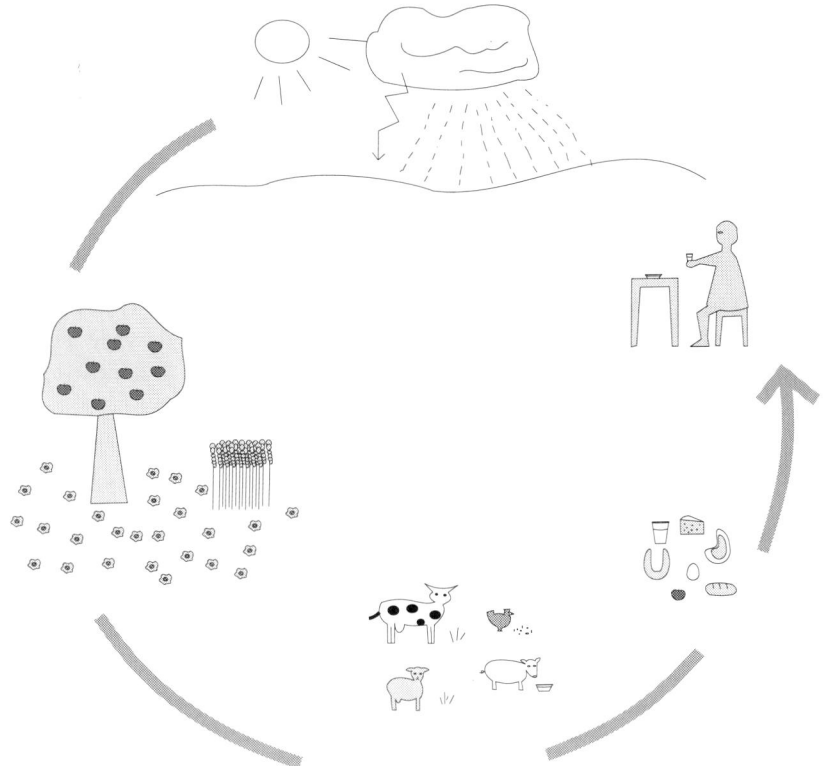

Abb. 7: Der Mensch steht am Ende der Nahrungskette

Der Mund ist Kommunikation. Durch die Sprache können wir soziale Kontakte knüpfen, die Sprache ist der Ursprung der Kultur. Sie schafft das soziale Umfeld und ordnet uns dort einer bestimmten Schicht zu.

Der Mund ist Verteidigung – nicht nur verbaler Art – sondern die Reißzähne stellen auch unsere Verbindung zur fleischfressenden Tierwelt dar. Wir können mit ihnen abbeißen und zerreißen. Kleine Kinder machen von dieser Verteidigungsmöglichkeit noch hinreichend Gebrauch.

Mit dem Mund können wir festhalten. Manch einem Menschen, der keine Arme hat, bleibt als Ersatzhilfsmittel der Mund.

Der Mund ist Intimsphäre. Durch das Küssen stellt der Mensch Beziehungen intimer Art her und schafft freundschaftliche Beziehungen.

19

Der Mund ist auch Atmung. Ist die Atmung durch die Nase behindert, nimmt der Mensch die Luft mit all ihren positiven und negativen Stoffen mit dem Mund auf.

1.2.1 Kann man im Mund Krankheiten erkennen?

Der Mund, so sagt ein Sprichwort, ist die „Pforte des Todes". Die Mundschleimhaut ist der „Spiegel der Krankheiten". Wie viele Therapeuten, wie viele Patienten kennen die einzigartigen diagnostischen Möglichkeiten? Nur wenige sind es, die sich selbst oder ihren Patienten regelmäßig in den Mund sehen. Und wenn sie hineinsehen, so sehen sie oft an wichtigen Krankheitszeichen vorbei. Sie können sie oft nicht erkennen, weil ihnen das ganzheitliche Wissen fehlt. So sehen selbst Zahnärzte und HNO-Ärzte an wichtigen diagnostischen Merkmalen vorbei. Der rein schulmedizinisch orientierte Orthopäde wird erst gar nicht auf die Idee kommen, bei resistenten Kniebeschwerden dem Patienten in den Mund zu sehen!

Wir können also in der Mundhöhle bei allgemeinen Krankheiten und Erkrankungen spezieller Organe Veränderungen feststellen. Hartgewebe wie Zähne und Knochen, Weichgewebe wie Zunge, Zahnfleisch, Wangenschleimhaut und Lippen geben, jedes für sich, mit ihren Krankheitszeichen Hinweise auf Erkrankungen und stellen Verbindungen zu Organen dar. Zunächst lokal begrenzte Infekte können sich durch die Möglichkeit der Aufnahme und Abgabe von Giftstoffen über die Mundschleimhäute und den Speichel zu allgemeinen Krankheiten ausweiten. So ist „der Mund" in vielfältiger Weise mit dem Organismus verbunden.

1.2.1.1 Auf welche Krankheiten erhalten wir Hinweise?

Da sind die

- Krankheiten der blutbildenden Organe, beispielsweise Anämien und Leukämien

- Hauterkrankungen (z. B. Psoriasis)
- Infektionen, Viruserkrankungen (z. B. Masern, Scharlach, Röteln, Windpocken, Tuberkulose, Lues, Herpes, Lepra)
- Stoffwechselstörungen
- allergische Reaktionen
- Vergiftungen
- Vitaminmangelerscheinungen (vor allem von z. b. Vitamin A, B, C; Vitamin-C-Mangel ist auch als Skorbut bekannt)
- Hormonstörungen (z. B. bei Diabetes)
- Erkrankungen des Immunsystems (z. B. Aids)
- Pilzerkrankungen (z. B. Soor, Candidaformen)

Wir sehen also, welch große Fülle an Krankheiten durch Hinweise in der Mundhöhle zu erkennen sind. All die oben aufgeführten Krankheitsbilder gehören dabei primär nicht in das Behandlungsgebiet des Zahnmediziners, sondern eher in das des Allgemeinmediziners.

1.3 Verbindungen der Mundhöhle zum Organismus im Speziellen

Die äußeren und inneren Mundanteile liefern nicht nur vielfältige diagnostische Möglichkeiten allgemeiner Natur, sie haben darüber hinaus noch spezifische Verbindungen zum Organismus. Es gibt Körperareale, auf denen sich Organe, Muskeln, Knochen — kurz, der gesamte Organismus im Kleinen widerspiegelt. Solche Körperareale nennt man **Somatotopien**. Vor allem im Kopfbereich gibt es eine Fülle von Somatotopien.

Die uns bekannteste Somatotopie ist das Ohr. Wir wissen, daß das Wirkprinzip bei der Ohrakupunktur darin besteht, daß wir über das Ohr Einfluß auf den übrigen Organismus nehmen können. Aber auch

die Schläfen mit der Kaumuskulatur
die Nase
das Kinn
die Lippen
die Iris (Regenbogenhaut) der Augen

sind solche Somatotopien.

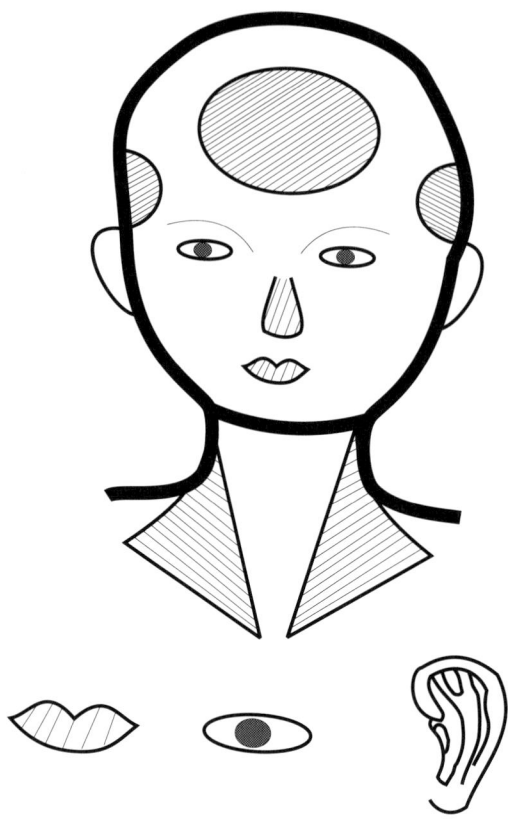

Abb. 8: Somatotopien am Kopf

In der Mundhöhle sind vor allem

die Zunge
die Zähne
das Gebiet um die Weisheitszähne (Retromolargebiet)

als Somatotopien zu nennen.

Nach der Akupunkturlehre spiegelt jede dieser Somatotopien als Ganzes gesehen ein spezielles Organ, z. B. die Lippen spiegeln als Ganzes Magen, die Zunge spiegelt den Dünndarm etc. Jede dieser Somatotopien läßt sich aufteilen in kleinere Bezirke, die Beziehungen zum Organismus haben.

22

Die Beziehung zwischen den Lippen und dem Magen ist allgemein die bekannteste. Wir wissen, daß bei Streß, Verdauungsstörungen, Ekel oder Nahrungsunverträglichkeiten sich sogenannte „Bratschen" auf den Lippen bilden. Man sagt, „jemand hat es mit dem Magen".

Nach der chinesischen Zungendiagnostik gibt es folgende Verbindungen der Zunge zum Organismus:

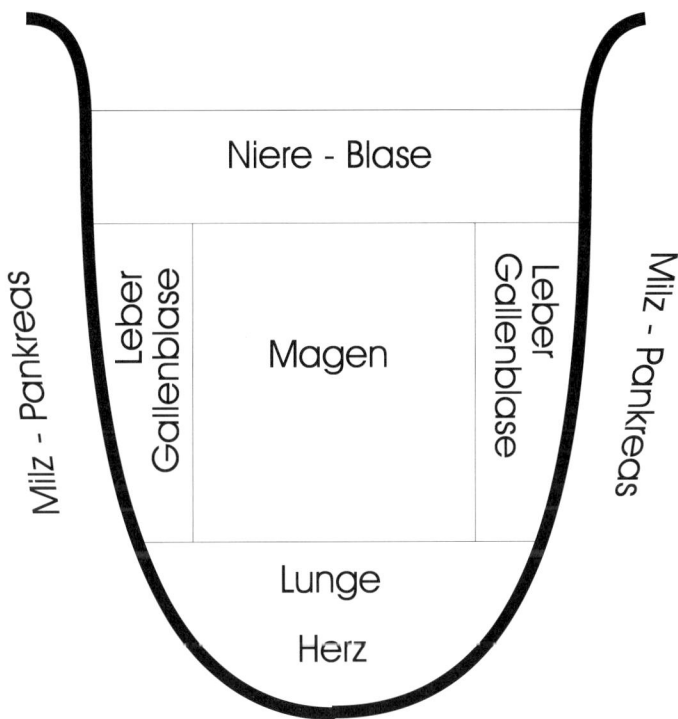

Abb. 9: Somatotopien der Zunge

Die Zungenspitze spiegelt Lunge und Herz wider, die Mitte der Zunge den Magen, der hintere Zungenkreis Niere und Blase, die beiden Zungenränder geben im oberen Anteil Hinweise auf Gallenblase und Leber, im unteren Anteil auf Pankreas und Milz.

Der Bereich um die Weisheitszähne am Kieferwinkel ist durch Dr. Jochen Gleditsch bekannt geworden. Hier hat der geübte Zahnarzt

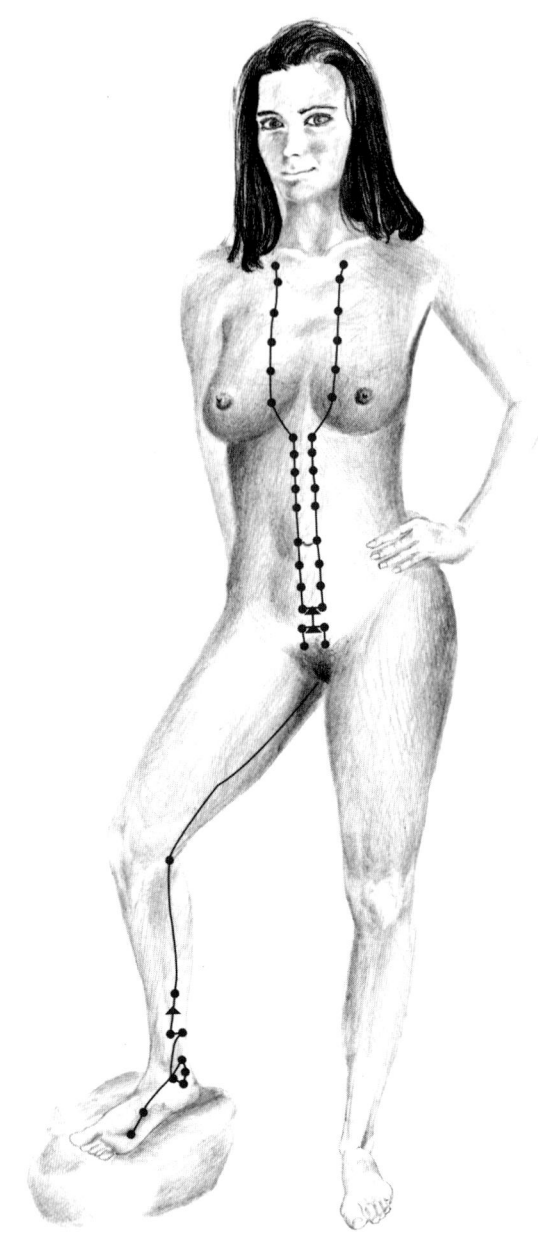

Abb. 10: Nieren-Meridian

24

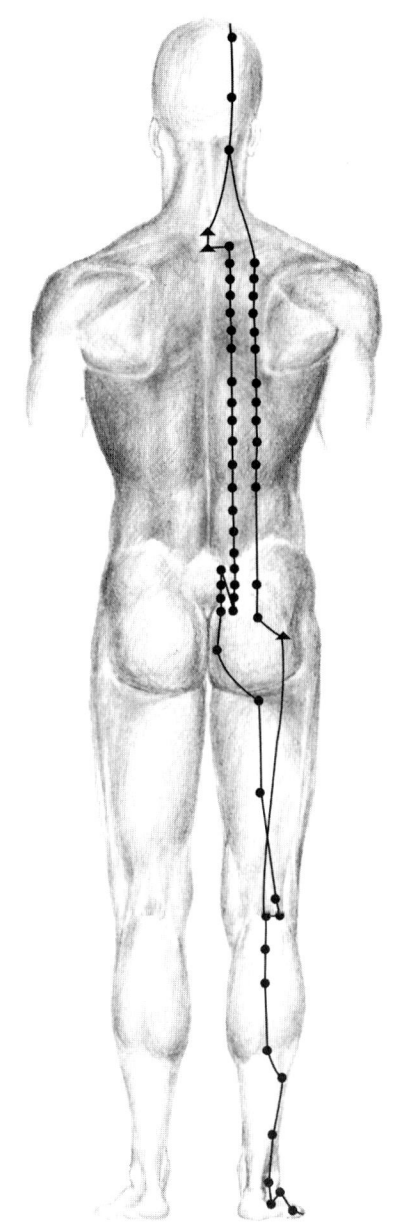

Abb. 11: Blasen-Meridian

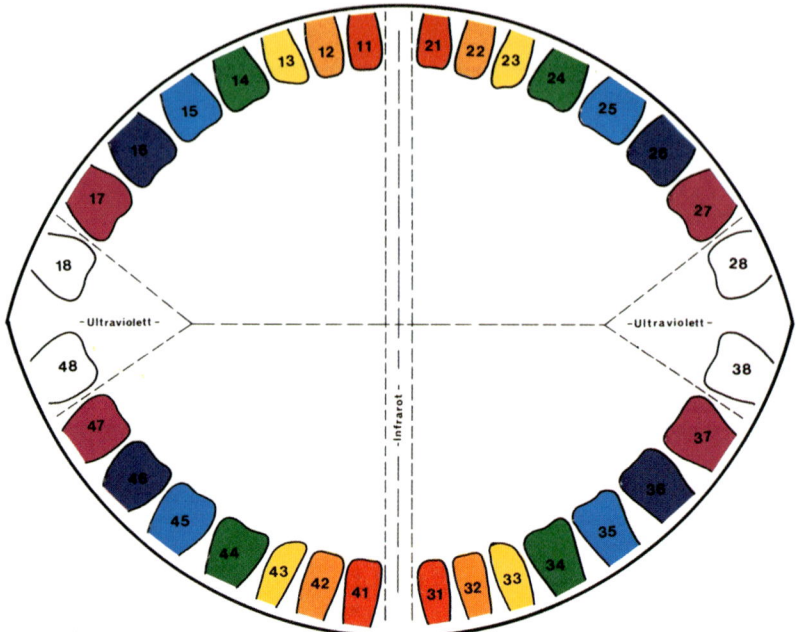

Abb. 12: Zuordnung Farben — Zähne; aus: „Lichtblicke in der ganzheitlichen (Zahn-)Medizin" von Peter Mandel, mit freundlicher Genehmigung der Energetik-Verlag GmbH, Bruchsal.

die Möglichkeit, über die sogenannte Mundakupunktur Einfluß auf den Organismus zu nehmen. Dabei werden keine Akupunkturnadeln im Mund gesetzt und dort belassen, sondern es werden mittels einer Kanüle mit einem Neuraltherapeutikum oder auch physiologischer Kochsalzlösung kurz die schmerzenden oder besonders empfindlichen Stellen angestochen.

Für den Zahnarzt ist nun speziell die Verbindung der einzelnen Zähne zum Organismus von weitreichender Bedeutung. So haben die vier oberen und unteren Frontzähne (auch Schneidezähne genannt) über die Yang-Energiebahn Blase (den Blasen-Meridian) eine Verbindung zur Blase und über die Yin-Energiebahn Niere (Nieren-Meridian) eine Verbindung zur Niere. Das heißt, daß über die Frontzähne alle Strukturen (Organe, Muskeln, Sehnen etc.) miteinander in Verbindung stehen, die diese Meridiane passieren.

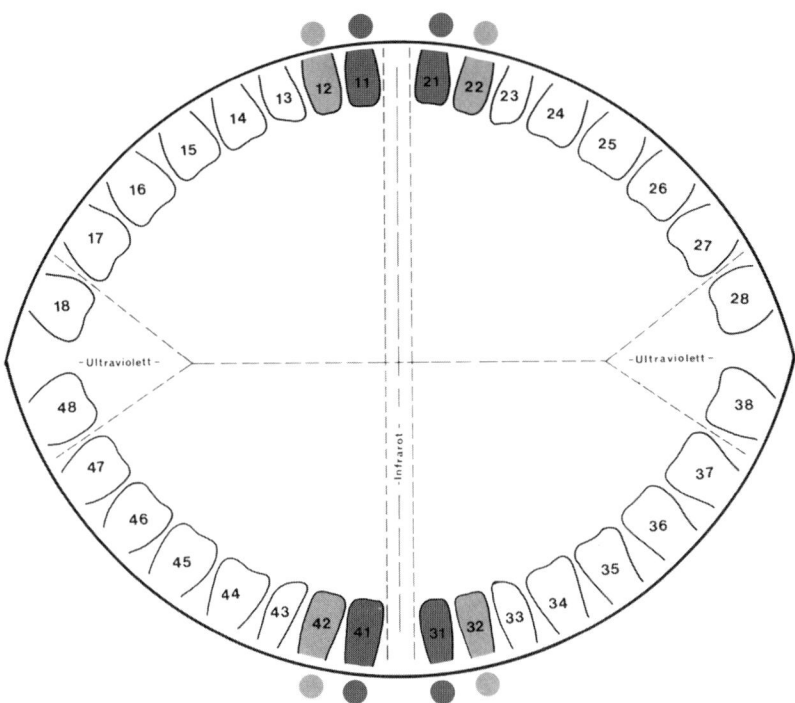

Abb. 13: 1er und 2er; aus: „Lichtblicke in der ganzheitlichen (Zahn-)Medizin" von Peter Mandel, mit freundlicher Genehmigung der Energetik-Verlag GmbH, Bruchsal.

Von großem Nutzen sind die wissenschaftlichen Arbeiten von Dr. med. Reinhard Voll, der sich speziell mit den Verbindungen der Zähne zum Organismus befaßt hat und noch folgende Zuordnungen vorgenommen hat.

Die Frontzähne (12–22 und 42–32) stehen in Wechselbeziehung zu

Stirnhöhle
hinterem Knie
Kreuzsteißbein
Fuß
bestimmte Rückenmarkssegmente (L_3, L_2, C_0, S_5, S_4)
bestimmte Wirbel (L_3, L_2, C_0, S_5, S_4, S_3)
Niere rechts und links

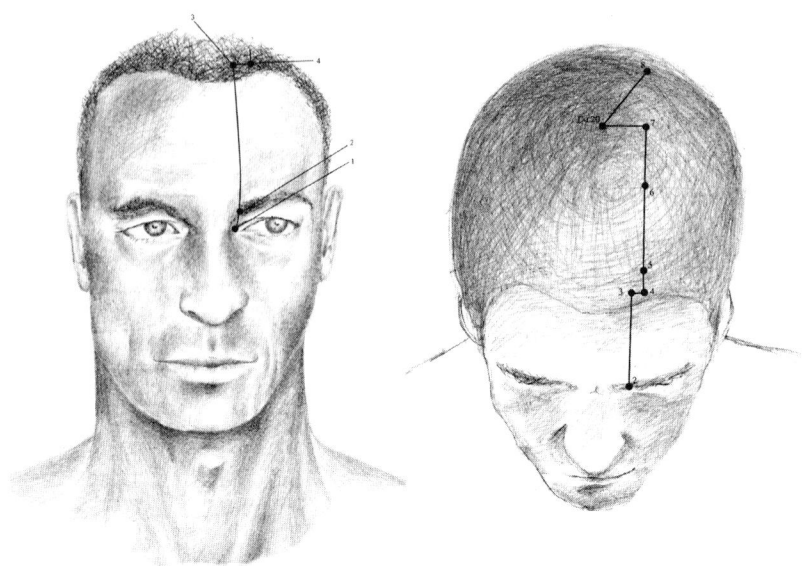

Abb. 14: Blasen-Meridian am Kopf

Blase rechts und links
urogenitales Gebiet
Epiphyse.

Peter Mandel verdanken wir die Zuordnung zu den Farben. Jeder Zahn und das dazugehörige Organ reagieren empfindlich auf das Wellenspektrum einer Farbe, so daß wir über die Farbakupunktur der Zähne den Organismus behandeln können. Dabei wird mit einem speziellen Farbakupunkturgerät meist in Höhe der Zahnwurzel ein kleiner gebündelter Farbstrahl geworfen. Für die Frontzähne sind es die Farben Rot und Orange.

Die Eckzähne, auch Reiß- oder Augenzähne genannt, haben über den Leber- und Gallenblasenmeridian eine energetische Wechselwirkung mit folgenden Organen:

Hüfte
Auge
hinterem Knie
bestimmten Rückenmarkssegmenten (Th8, Th9, Th10)

28

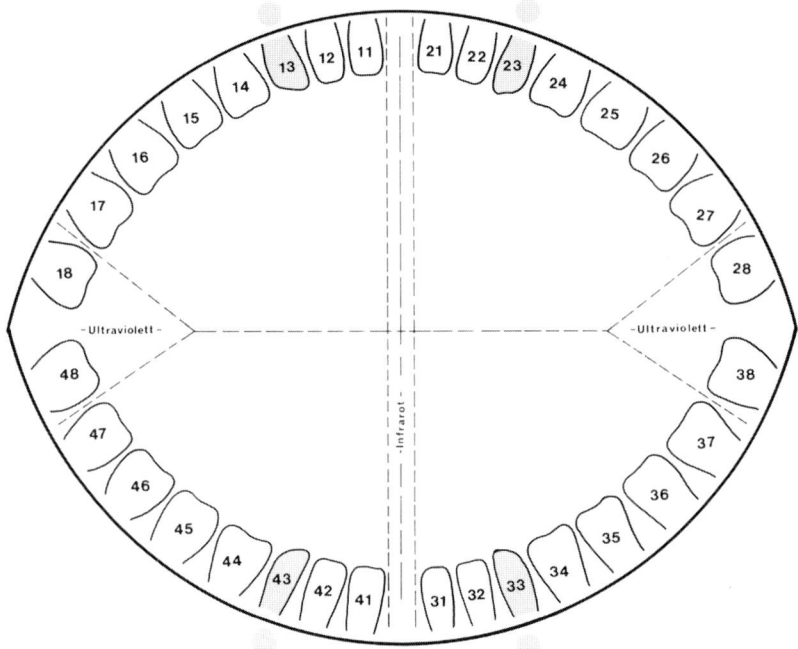

Abb. 15: 3er; aus: „Lichtblicke in der ganzheitlichen (Zahn-)Medizin" von Peter Mandel, mit freundlicher Genehmigung der Energetik-Verlag GmbH, Bruchsal.

bestimmten Wirbeln (B9, B10)
Leber links und rechts
Gallenblase links und rechts
Hypophysenhinterlappen.

Die dazugehörige therapeutisch wirksame Farbe nach Mandel ist Gelb.

Die unteren ersten kleinen Molaren, die Prämolaren und die oberen (großen) Molaren haben über den Magen- und Milz/Pankreas-Meridian eine energetische Wechselbeziehung zu folgenden Organen:

Kieferhöhle
Kiefergelenk
vorderem Knie
Mammadrüse rechts und links

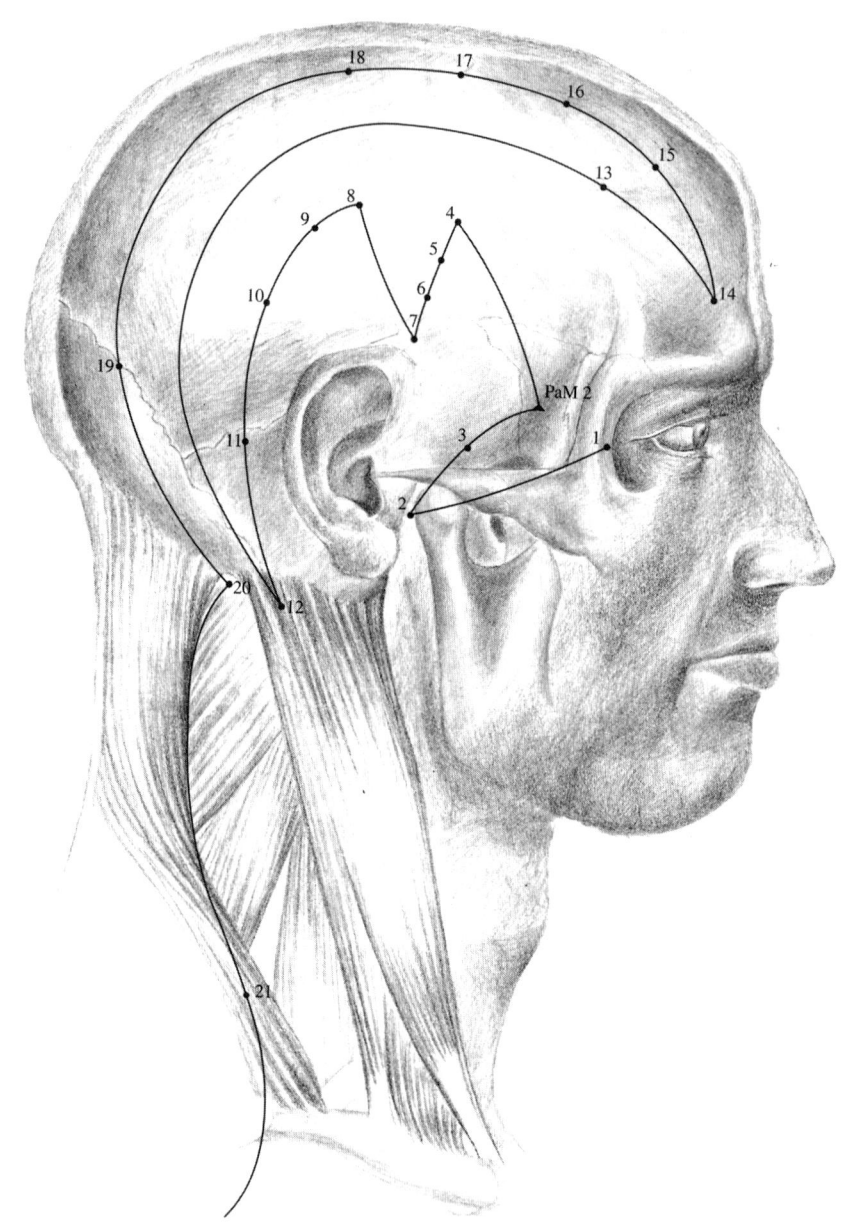

Abb. 16: Gallenblasen-Meridian am Kopf

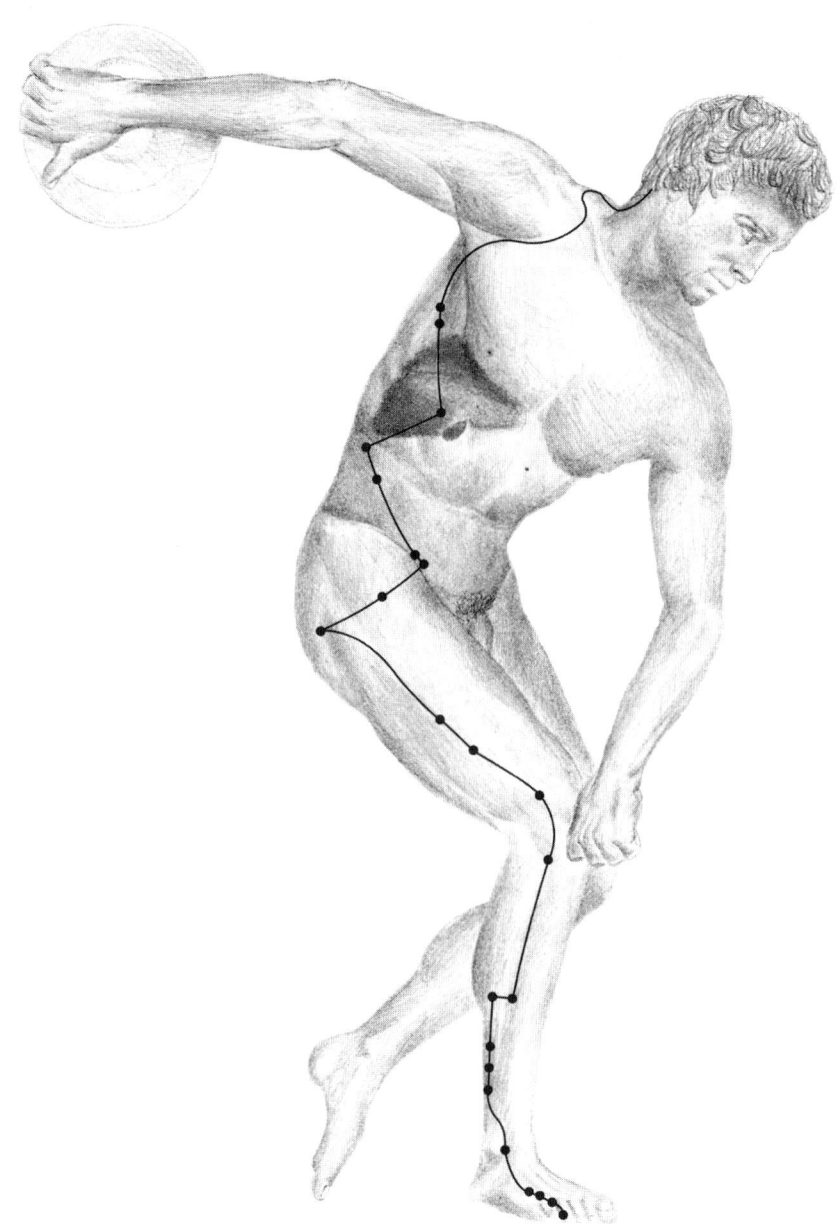

Abb. 17: Gallenblasen-Meridian

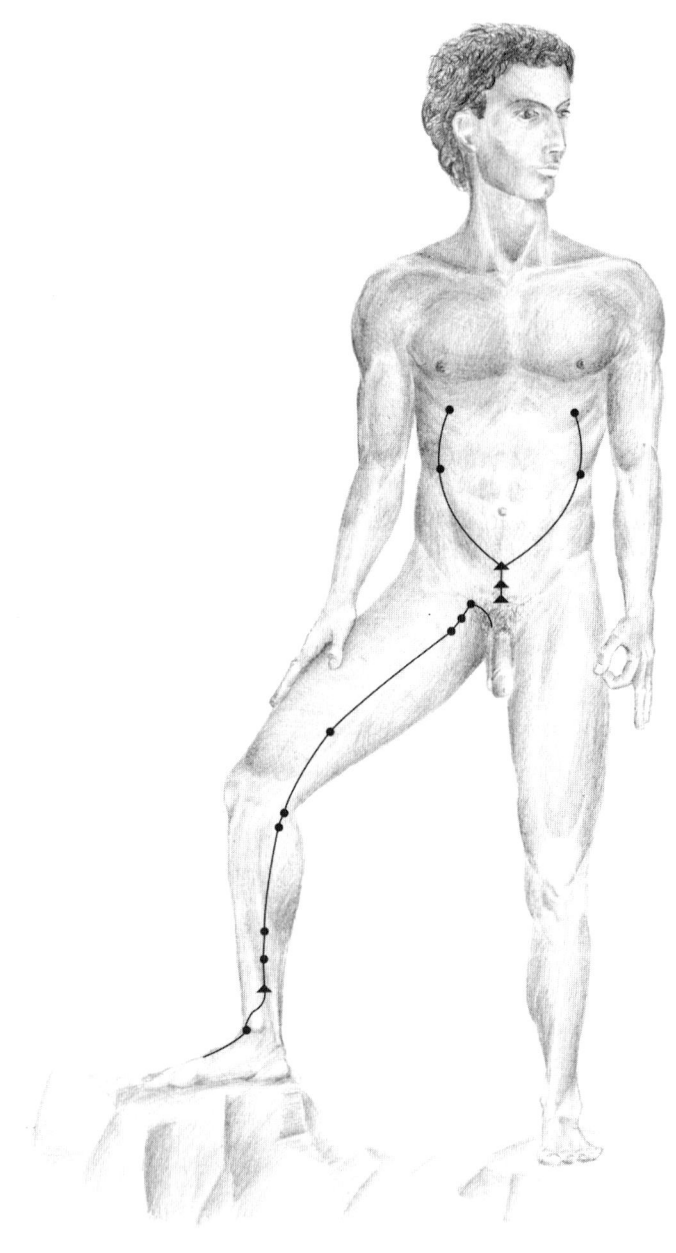

Abb. 18: Leber-Meridian

32

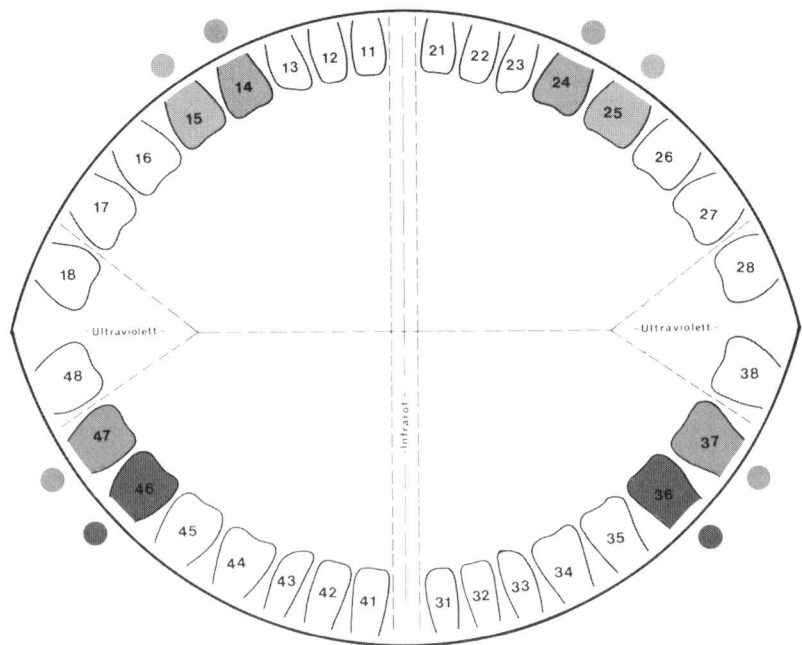

Abb. 19: 4er und 5er; aus: „Lichtblicke in der ganzheitlichen (Zahn-)Medizin" von Peter Mandel, mit freundlicher Genehmigung der Energetik-Verlag GmbH, Bruchsal.

Lymphgefäße
Keimdrüsen
Leber rechts und links
Pankreas rechts
Milz links
Magen und Mageneingang rechts
Magen links
bestimmte Rückenmarkssegmente (Th12, Th11, L_1)
bestimmte Wirbel (B12, B11, L_1)
Schilddrüse
Nebenschilddrüse

Die dazugehörigen therapeutisch wirksamen Farben nach Mandel sind: 34 und 44 Grün, 35 und 45 helles Blau, 16 und 26 Indigoblau, 17 und 27 Violett.

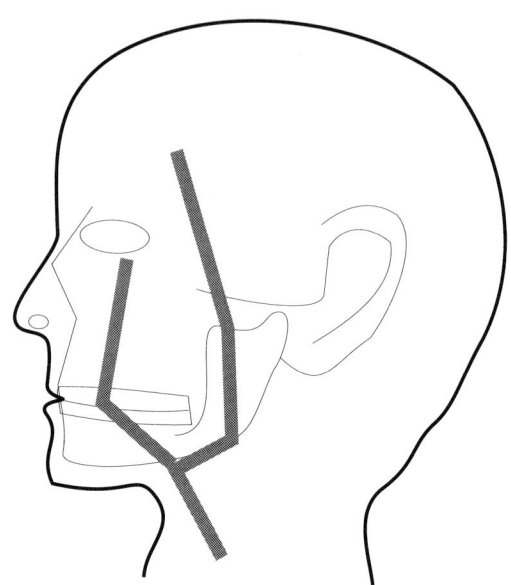

Abb. 20: Magen-Meridian im Kopf

Die unteren (großen) Molaren (Prämolaren) haben über den Lungen-
und Dickdarm-Meridian eine energetische Wechselbeziehung zu

Siebbeinzellen
Schulter und Ellbogen
Hand (radial) Daumenwärts
Fuß
Großzehe
Lunge rechts und links
Dickdarm rechts und links
Ileocoecales Gebiet (Ileum = Krummdarm genannter Anteil des Dünn-
darms; coecum = Blinddarm)
bestimmte Rückenmarkssegmente (C7, C6, C5, Th4, Th3, Th2)
bestimmte Wirbel (L_5, L_4, H7, H6, H5, B4, B3, L_5, L_4)
Arterien
Venen
Thymus
Hypophysenhinterlappen

34

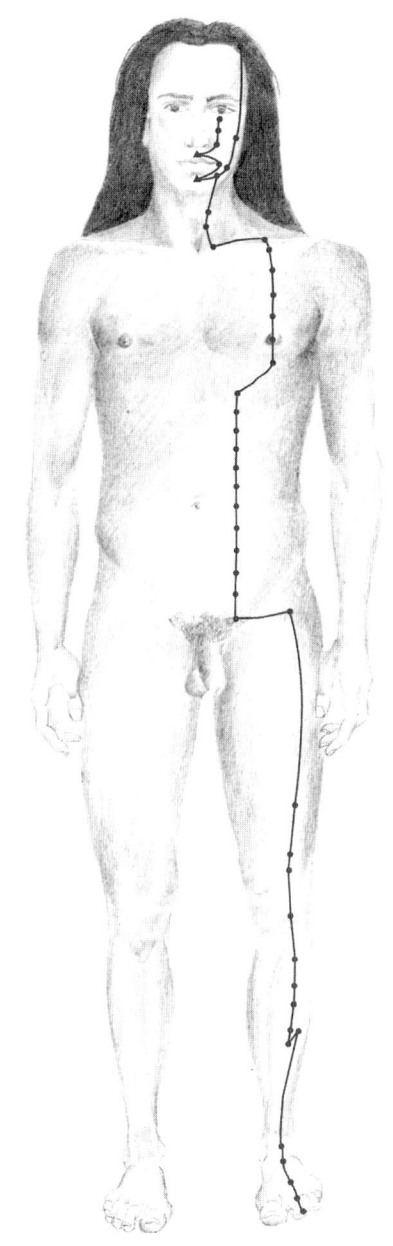

Abb. 21: Magen-Meridian

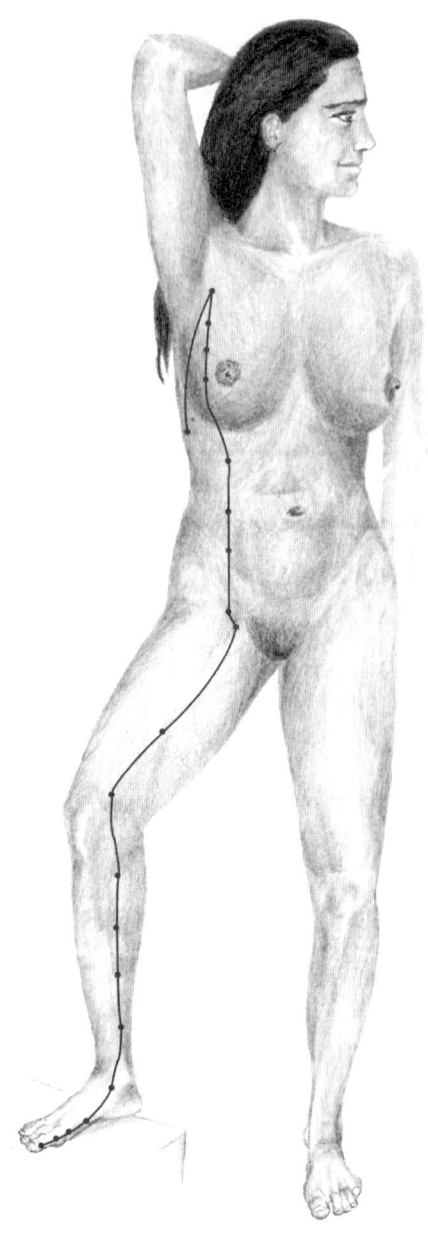

Abb. 22: Milz/Pankreas-Meridian

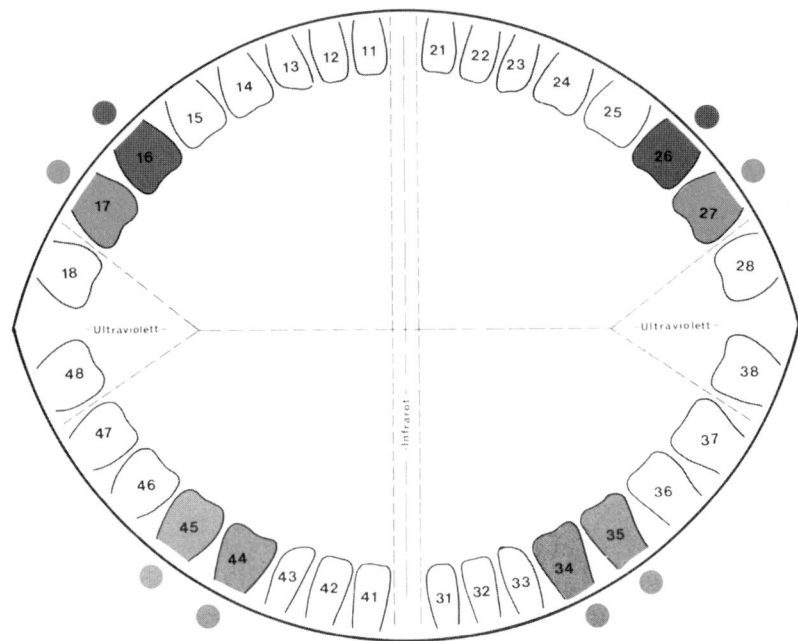

Abb. 23: 6er und 7er; aus: „Lichtblicke in der ganzheitlichen (Zahn-)Medizin" von Peter Mandel, mit freundlicher Genehmigung der Energetik-Verlag GmbH, Bruchsal.

Die dazugehörigen therapeutisch wirksamen Farben nach Mandel sind: 14 und 24 Grün, 25 und 15 Hellblau, 37 und 47 Violett, 36 und 46 Indigo

Die 8er oder Weisheitszähne haben über den Dünndarm-/Herz-Meridian eine energetische Wechselwirkung mit:

dem Energiehaushalt insgesamt (energetische Zone)
Ohr und Innenohr
den peripheren Nerven
Schulter und Ellbogen
Hand (ulnar; der unteren Hand)
Fuß (plantar; der Fußsohle)
Zehen
Kreuz-Darmbein-Gelenk
Dünndarm rechts und links

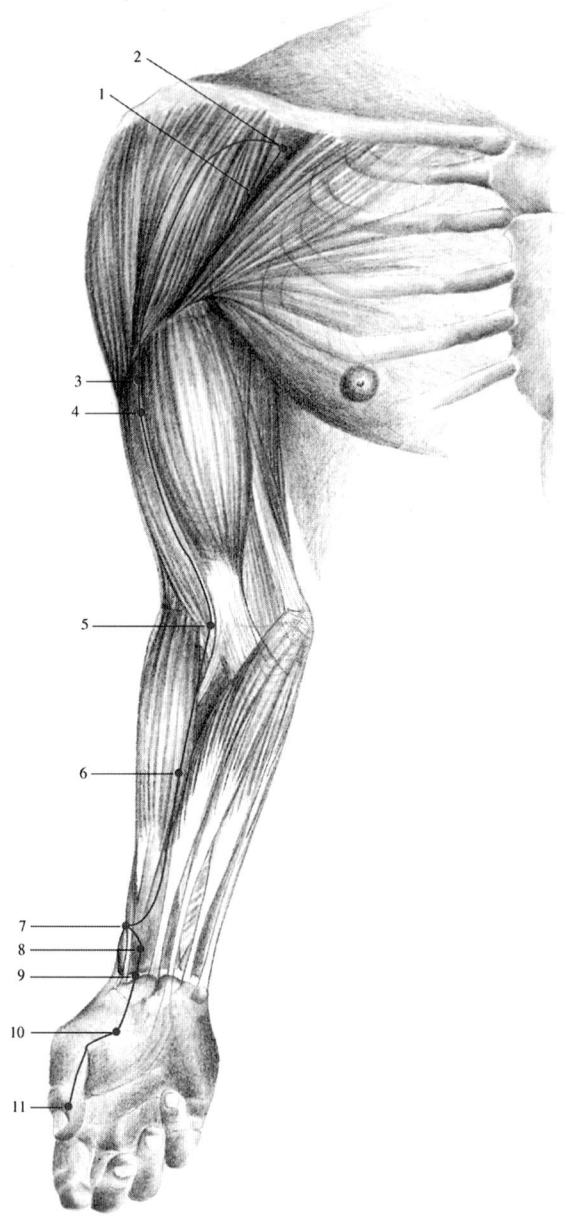

Abb. 24: Lungen-Meridian am Arm

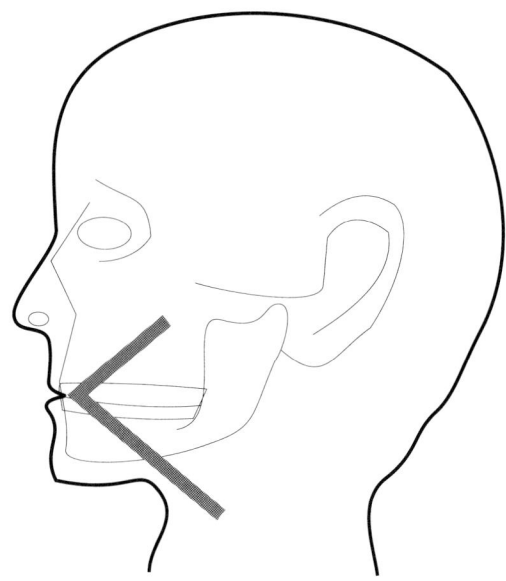

Abb. 25: Dickdarm-Meridian am Kopf

Ileum rechts und links (Ileum = Krummdarm genannter Anteil des Dünndarms, der in den Dickdarm mündet)
Ileocoecales Gebiet (Coecum = Blinddarm)
Jejunum links (Jejunum = Leerdarm genannter Anteil des Dünndarms, der sich an den Zwölffingerdarm anschließt)
Herz rechts und links
bestimmte Rückenmarkssegmente (Th1, Th7, Th6, Th5, C8, S_3, S_2, S_1)
bestimmte Wirbel (B1, B6, B5, H7, S2, S1)
Hypophysenvorderlappen
dem zentralen Nervensystem
Psyche.

Die dazugehörige therapeutisch wirksame Farbe nach Mandel ist Ultraviolett.

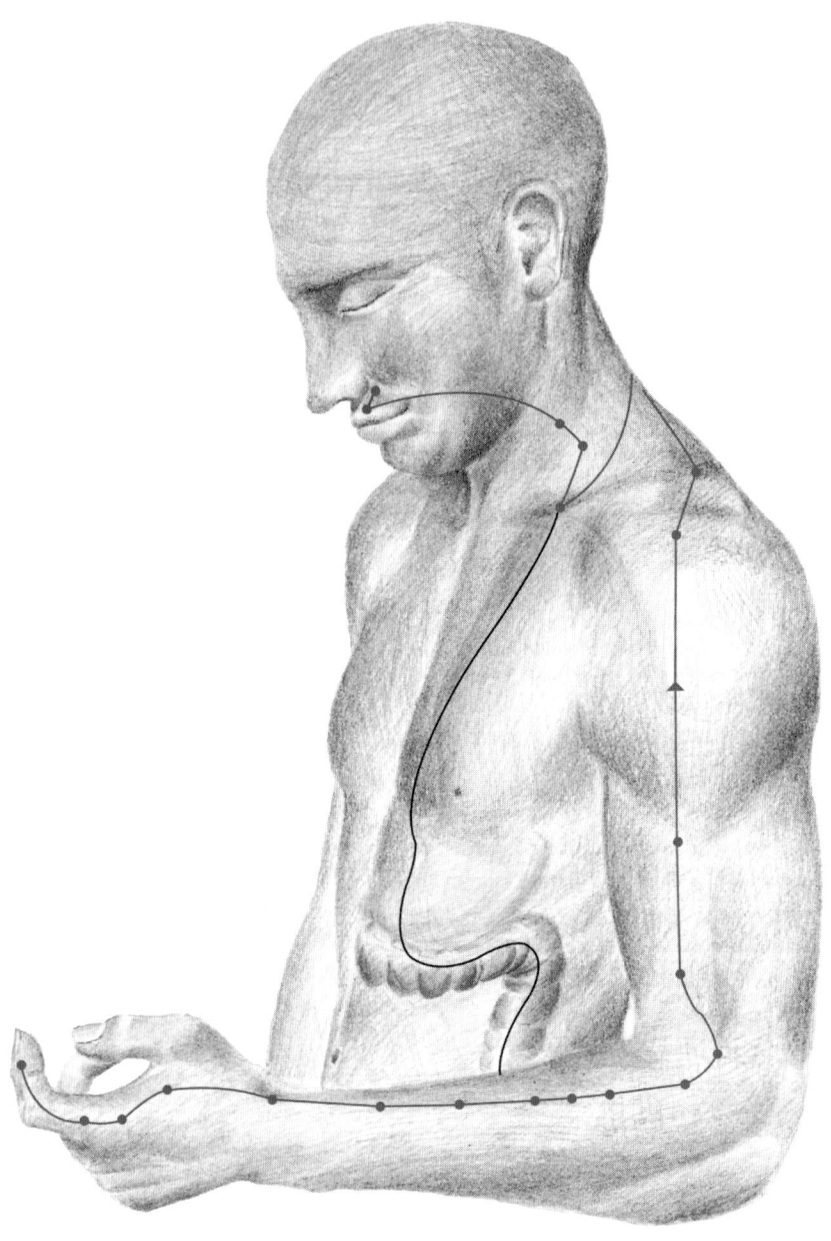

Abb. 26: Dickdarm-Meridian am Arm

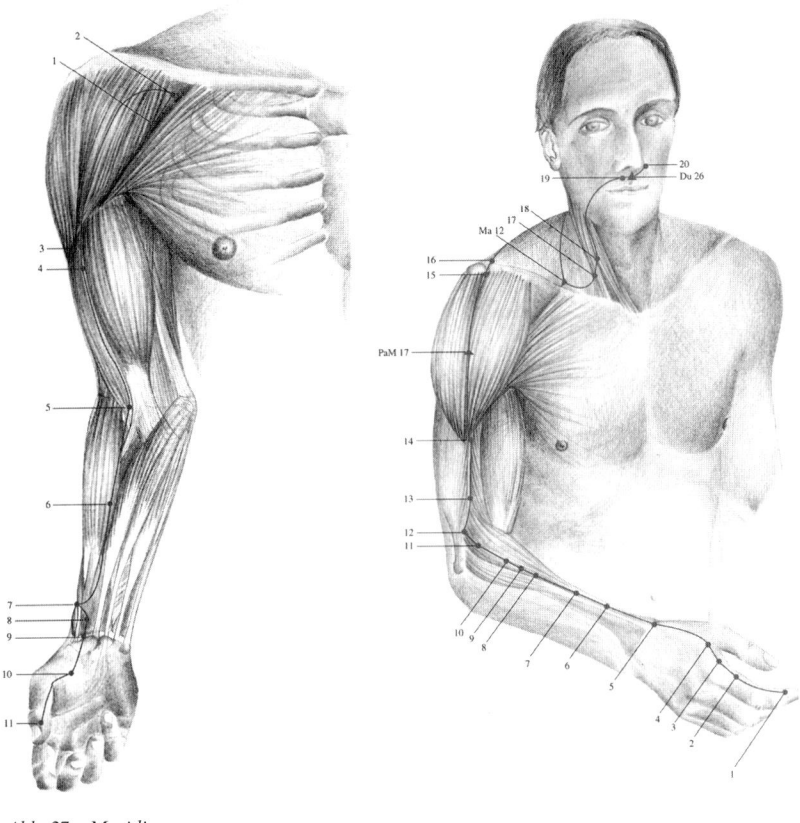

Abb. 27: Meridianpaar
Lungen-Meridian   *Dickdarm*
Yin   *Yang*

1.4 Der Aufbau des Zahns

Der Aufbau des Zahns wird meist im Schulunterricht besprochen, aber die meisten Erwachsenen erinnern sich nur noch vage daran. Darum erläutere ich hier kurz die wichtigsten Strukturen des Zahns und deren Eigenschaften. Diese Kenntnisse sind notwendig, um die Arbeit des Zahnarztes und die für den Patienten damit verbundene Problematik zu begreifen. Auch die die Kontroversen zwischen naturheilkundlich denkenden und rein schulmedizinisch orientierten Zahnärzten werden für den Laien erst vor diesem Hintergrund nachvollziehbar.

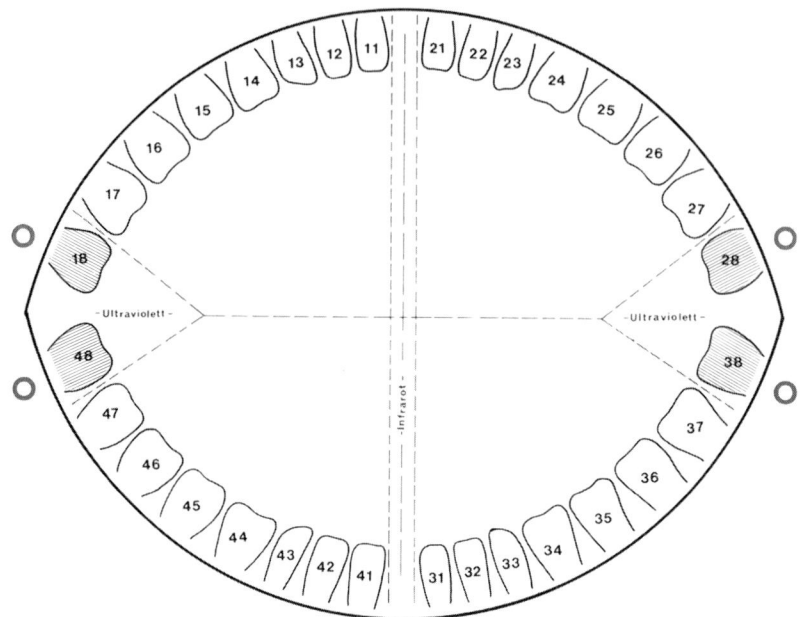

Abb. 28: 8 er; aus: „Lichtblicke in der ganzheitlichen (Zahn-) Medizin" von Peter Mandel, mit freundlicher Genehmigung der Energetik-Verlag GmbH, Bruchsal.

1.4.1 Basiswissen

Die Abbildung zeigt den äußeren sichtbaren Kronenanteil und den Zahnwurzelanteil, der im Knochen steckt und beim gesunden Menschen nicht zu sehen ist. Die Zahnwurzel ist mit dem Knochen nicht fest und starr verbunden, sondern durch elastische Fasern sozusagen im Knochen aufgehängt.

Die Anzahl der Wurzeln variiert. Frontzähne und Eckzähne haben eine bis zwei, die Backenzähne (Molaren) zwei bis drei, die Weisheitszähne können sogar mehr als drei Wurzeln haben. Je mehr Wurzeln ein Zahn hat, desto kleiner und schwächer werden sie.

Der für uns sichtbare Kronenanteil besteht in der äußeren Schicht (siehe Abb. 31, blau) aus Schmelz mit einer Schichtdicke von ca.

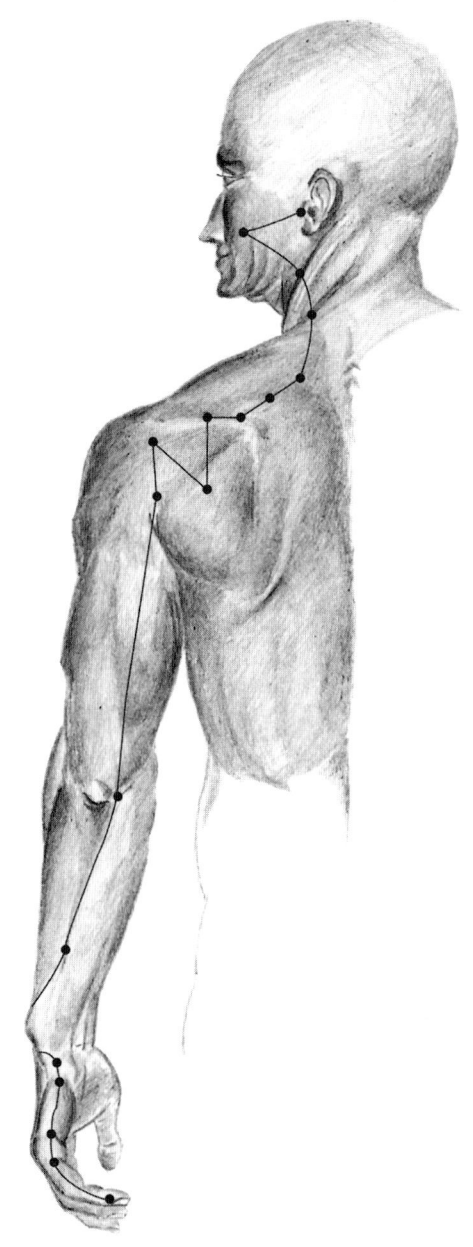

Abb. 29: Dünndarm-Meridian am Arm

43

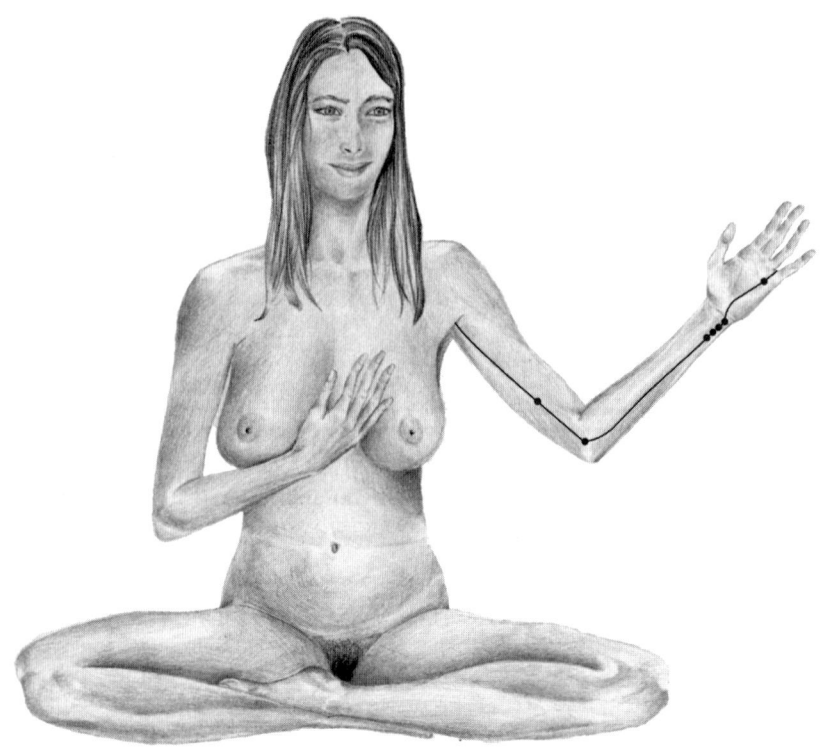

Abb. 30: Herz-Meridian

1,2–2,5 mm. Auch für den Laien sind am äußeren Teil des Zahns leicht die Höckern und Grübchen (Fissuren) zu unterscheiden.

Wenden wir uns nun den einzelnen Bestandteilen des Zahns zu.

Der Schmelz ist die härteste und sprödeste Substanz des menschlichen Körpers, er besteht aus mineralischem und organischem Material sowie Wasser.

Tab. 3

	mineralisch	organisch	Wasser
Volumen %	83	5	12
Gewicht %	93	4	3

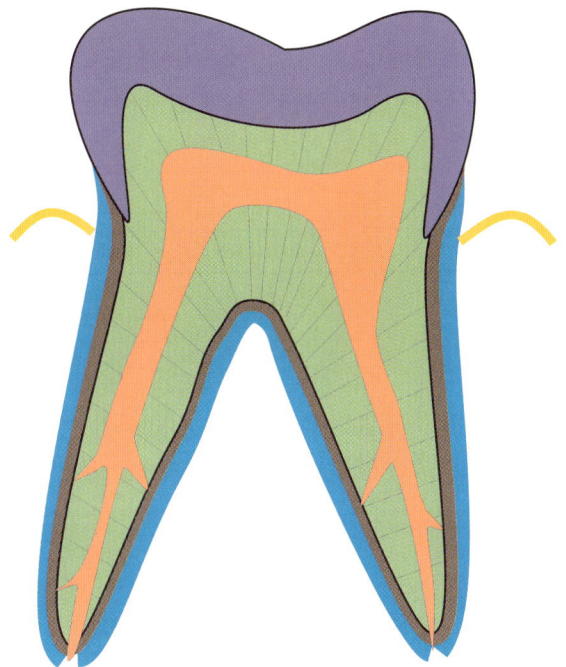

Abb. 31: Aufbau des Zahns

Der Mineralanteil des Schmelzes besteht aus Hydroxylapätitkristallen, das sind sechseckige Kristallgitter. Der Schmelz ist ein minderernährtes Gewebe, das weder Blutgefäße noch Nerven enthält. Dennoch können ihn Alkohol und Wasser durchfließen und es können Ionen ausgetauscht werden, so daß trotz des geringen organischen Anteils chemische Veränderungen stattfinden.

Bei Milchzähnen ist der Schmelzmantel meist halb so dick wie bei den bleibenden Zähnen.

Das Dentin, auch Zahnbein genannt, befindet sich sowohl im Kronenbereich des Zahns, wo es durch den Schmelz geschützt ist, als auch im Wurzelbereich, wo es von einer dünnen Zementschicht bedeckt ist (siehe Abb. 31, grün schraffiert). Dentin ist in seiner Struktur dem Knochen sehr ähnlich. Es ist allerdings härter als Knochen — dabei aber hoch-

45

elastisch, porös und durchlässig für chemische Stoffe. Es hat eine gelbliche Eigenfarbe.

Dentin besteht zu 28 Volumenprozent und 18 Gewichtsprozent aus organischem Material.

Tab. 4

	mineralisch	organisch	Wasser
Volumen %	42	28	30
Gewicht %	66	18	16

Dentin ist ein feinkanalisiertes Gewebe. Zahlreiche Röhrchen (Tubuli) ziehen sich von der Schmelz-Dentin-Grenze aus in Richtung Hauptzahnnerven, der Pulpa (siehe Abb. 31).

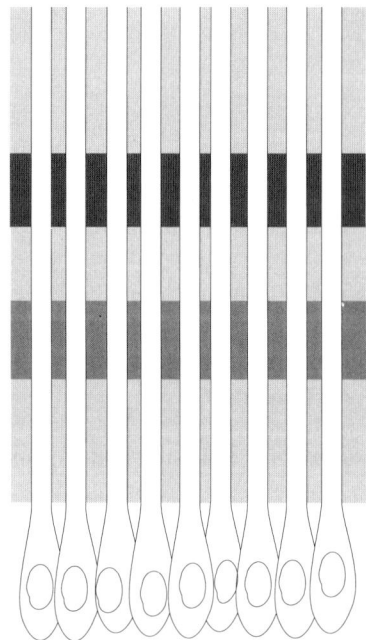

Abb. 32: Ausschnitt aus dem Dentin

46

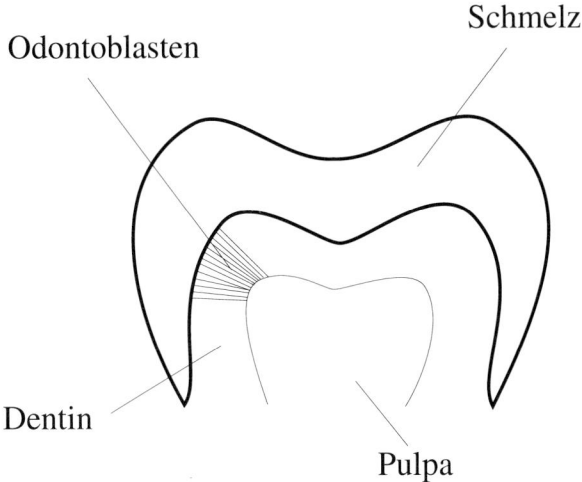

Odontoblasten

Schmelz

Dentin

Pulpa

Abb. 33: Das Dentin mit den Odontoblasten liegt zwischen Schmelz und Pulpa

In diesen Dentinkanälchen befinden sich sogenannte Odontoblasten-fortsätze, das sind die Zellen, aus denen das Dentin gebildet wird.

Die Odontoblastenfortsätze besitzen sowohl eine Reizleitungsfunktion als auch eine Ernährungsfunktion, haben also ähnliche Eigenschaften wie Nervenzellen. Sie sind lebendiges Gewebe! Das zu wissen, ist für das Verständnis um die Wirkungsweise von Zahnschäden bzw. Füllungen jeglicher Art äußerst wichtig.

Jeder Reiz, welcher Art auch immer, der auf diese Fortsätze trifft, bewirkt eine Reaktion. Diese Reize können z. B. thermischer, chemischer oder mechanischer Art sein. Auf diese Problematik werde ich im Kapitel Naturmedizin noch näher eingehen.

Das Dentin ist fähig, als Reaktion auf Reize Sekundärdentin zu bilden oder zu sklerosieren (verknöchern). Das sind Anpassungsvorgänge, die auch als Abwehrreaktion dienen können. Das zusätzliche Dentin bildet eine Art Barriere gegen den Reiz von außen.

Eine Sklerotisierung (Verknöcherungen) liegt vor, wenn sich die Odontoblastenfortsätze von der Schmelzgrenze bzw. der Zementgrenze zurückziehen und die Tubuli (Kanälchen) sich verschließen, um sich so den Reizen zu entziehen.

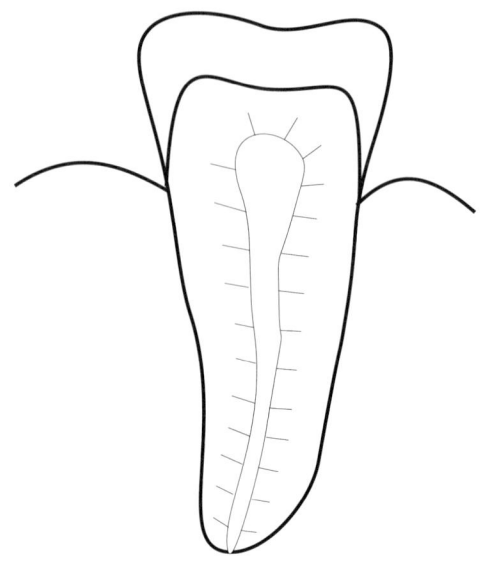

Abb. 34: Dentin zieht sich zurück

Die Sklerotisierung ist aber auch ein normaler, altersabhängiger Vorgang. Die Zähne sind bei alten Menschen nicht mehr so vital wie in der Jugend. Das heißt, daß sie einerseits weniger schmerzempfindlich werden, andererseits aber nicht mehr so gute Abwehr- und Anpassungsmöglichkeiten haben.

Im Bereich der Zahnwurzel wird das Dentin vom Wurzelzement geschützt (siehe Abb. 31 braun gezeichnet).

Tab. 5

		mineralisch	organisch	Wasser
Volumen %	Knochen	25	38	37
	Zement	32	33	35
Gewicht %	Knochen	47	25	28
	Zement	55	22	23

Die oberste Schicht des Zements bildet die Wurzelhaut (Desmodont) (siehe Abb. 31).

Diese Wurzelhaut ist von Gefäßen und Nerven durchzogen. Durch sie hindurch führen Fasern zum umgebenden Knochen, so daß der Zahn im Knochen elastisch aufgehängt ist. Die Wurzelhaut dient so der Befestigung des Zahns im Knochen. Sie ist einerseits Bestandteil des Zahns, andererseits gehört sie zum Zahnhalteapparat.

Im Dentin eingebettet befindet sich das Markorgan, die Pulpa des Zahns (siehe Abb. 31, rot). Darin liegt der Hauptnerv. Die Pulpa zieht sich von der Zahnkrone durch jede Wurzel bis zum Knochen.

In das lockere, gallertartige Bindegewebe der Pulpa sind

Blutgefäße
Nerven
Lymphbahnen
Abwehrzellen
Gewebezellen

eingelagert (siehe Abb. 31).

Die Pulpa ernährt den Zahn, baut Gewebe ab und auf, leitet Abwehrreaktionen ein. Die Pulpennerven haben Hauptverbindungen zum zweiten und dritten Ast des Nervus trigeminus, einem der Hauptnerven des Kopfes: im Unterkiefer zum Nervus alveolaris inferior, im Oberkiefer zum Nervus alveolaris superior.

An dem Teil des Zahns, der sich in der Mundhöhle befindet, ist die gesamte Schmelzoberfläche von einem Schmelzoberhäutchen bedeckt. Dieses Häutchen kann durch mechanische und chemische Reize verletzt werden. Mechanische Verletzungen können z. B. durch falsche Zahnreinigung entstehen, chemische Schädigungen z. B. durch Mikroorganismen (Bakterien usw.). Nach Verletzungen kann sich das Schmelzoberhäutchen wieder neu bilden. Eine wesentliche Rolle bei der Regeneration spielt der Speichel.

1.5 Physikalische Grundlagen der Naturheilkunde

Die Naturheilkunde ist eine Erfahrungswissenschaft. Bevor ich auf die einzelnen Gebiete der Zahnheilkunde und damit auch auf die Besonderheiten der naturheilkundlich orientierten Zahnmedizin detailliert eingehe, möchte ich kurz die Grundlagen und Wirkungsmechanismen darstellen, auf die sich die Naturheilverfahren mit ihren Diagnosen und Therapien stützen.

Seien wir uns bei der Betrachtung aller Lehrmeinungen immer bewußt, daß seit Heisenberg die Physiker wissen, daß es das klassische Ideal der wertfreien wissenschaftlichen Objektivität nicht gibt. Es gibt keine objektiven Eigenschaften, die unabhängig vom Betrachter bestehen können. Jeder Beobachter steht – als Subjekt – in einer Wechselbeziehung zum betrachteten Objekt. Somit kann auch Wissenschaft nicht wertfrei sein.

Demzufolge müßte der Denkansatz des Experimentalphysikers Fritz-Albert Popp (geb. 1938) mindestens die gleiche Aufmerksamkeit erhalten. „Alles Sein ist Schwingung", sagt Popp – das ist der Grundsatz, von dem die Naturheilkunde ausgeht.

Wir müssen uns klarmachen, daß letztlich alle biologischen Wechselwirkungen elektromagnetischer Natur sind. Die kleinsten feststellbaren Einheiten eines elektromagnetischen Feldes sind Photonen. Wir kennen mechanische und elektromagnetische Schwingungsvorgänge. Mechanische Schwingungen sind z. B. die Wasserwellen, das Pendel, der Schall. Der Wechselstrom dagegen liegt im elektromagnetischen Schwingungsbereich, auch Blitze sind von einer elektromagnetischen Schwingung begleitet.

Wir sind heute in sämtlichen Lebensbereichen von Schwingungsvorgängen unterschiedlichster Frequenzen begleitet. Um nur einige aus der riesigen Fülle zu nennen: Kurz-, Mittel- und Langwelle (Radio), Fernsehen, Mikrowellenherde, elektronische Musikinstrumente, Röntgenstrahlen, Radar. Magnetische Wechselfelder entstehen durch Halogen- und Glühlampen, Uhren, EDV-Anlagen sowie alle elektrischen Haushaltsgeräte. Diese elektromagnetischen Schwingungen kommen nicht von Natur aus in dieser Welt vor, sondern sie sind von uns geschaffen. Aus dem natürlichen Schwingungsbereich kennen wir z. B. sichtbares Licht. Es umfaßt einen recht schmalen Sektor von nur 750 Nanowellen. Darunter beginnt der Bereich des Infrarotlichts, darüber liegt die ultraviolette Strahlung. Unsere Hirnströme, meßbar durch das EEG (Elektroenzephalogramm), unterscheiden sich in Delta-, Theta-, Alpha- und Betawellen. Verschiedene Aktivitätsstudien bzw. Messungen unterschiedlicher Gehirnaktionsströme am Menschen zeigen typische Frequenzbereiche: Alphawellen liegen zwischen 7 und 14 Hz. Die Mitte des Alphabereichs liegt demnach bei 10,5 Hz. Dieses ist die Eigenschwingung des Erdkörpers.

Alles ist Schwingung. Popp sagt nun, daß die Zellen aller Lebewesen mittels Photonen kommunizieren.

1.5.1 Was sind Photonen?

Photonen sind Elementarteilchen, also Teilchen eines Atoms, wie Elektronen, Neutronen und Protonen. Photonen sind Energieteilchen elektromagnetischer Wellen.

Elektronen (Elementarteilchen) sind umhüllt von einer Photonenwolke. Nach Coulomb kommt es zu einem ständigen Austausch von Photonen zwischen den Elektronen. Photonen und Elektronen ziehen sich gegenseitig an, da sie „Antiphonen" austauschen, die entgegengesetzte Impulse aufweisen.

Die Funktionsweise der in der Naturheilkunde verwandten Apparate und Methoden, auf die ich später noch genauer eingehen werde, ist leichter zu verstehen, wenn man weiß, daß Photonen umso mehr Wellencharakter haben, je **geringer** ihre Energie und ihre Masse sind.

Photonen dienen also als Informationsträger. Sie sind sozusagen die Sprache der Zellen. Popp erklärt dazu in seinem Buch (F.-A. Popp, Molekulare und biophysikalische Aspekte der Malignität, Verlag Grundlagen und Praxis, Leer 1984, S. 88 f.): „Anders als über den Informationsaustausch mit Photonen läßt sich jedenfalls das Problem der Wachstumsregulation im Zellverband kaum lösen. Im Menschen sterben im Durchschnitt etwa 10 Millionen Zellen in der Sekunde ab, sie werden stets exakt nachgeliefert. Also müssen extrem schnelle Signale verwendet werden, um den Zelltod sicher zu melden, bevor die nächste Zelle abstirbt." Diese Nachricht kann nur über Biophotonen übermittelt werden.

Die moderne Naturwissenschaft kann nun aber bestätigen, daß **jeder** Atomkern und **jedes einzelne** atomare Gebilde innerhalb seines Molekülverbandes schwingt und vibriert. Die Rotation eines Elektrons um den Atomkern dauert etwa 10^{-16} Sekunden. Ein einzelnes Elektron schwingt also mit einer Frequenz von zehn Millionen Gigahertz. So strahlt nicht nur jede belebte Materie Schwingungen ab, sondern auch jede **unbelebte**. Jeder uns umgebende Gegenstand, alles, was uns umgibt, hat also sein ureigenes Schwingungsmuster.

Eine sehr wichtige Überlegung fehlt uns aber noch. Für all diese auf der ganzen Erde ständig vorhandenen Schwingungen brauchen wir die entsprechenden Empfänger. Schwingungen bzw. Informationen sind vorhanden, wir können sie aber nicht immer bewußt wahrnehmen. So existiert vieles, was wir aber nicht unbedingt fassen können. Fehlt der entsprechende, auf die jeweilige Frequenz eingestellte Rezeptor im System unserer Sinnesorgane, so können wir Informationen nicht bewußt verarbeiten; was aber nicht bedeutet, daß unser Körper mit seinen Zellen nicht diese Informationen verarbeitete.

Die Pflanzen und vor allem die Tierwelt zeigen uns, wie vieles noch mehr Sinne erfassen können. Was wir Menschen nicht wahrnehmen, ist die Lebensgrundlage vieler Tiere. Schlangen beispielsweise verfügen über ein Sinnesorgan, das ihnen präzise Informationen über die Temperatur von Gegenständen und Lebewesen in ihrer Umgebung liefert; so können sie ihre Beutetiere lokalisieren. Wir Menschen dagegen haben ein undifferenziertes Wärmeempfinden. Ebenso fehlt uns die Fähigkeit, den Erdmagnetismus bewußt wahrzunehmen, nach dem sich Zugvögel auf ihrem Flug orientieren. Andere Tiere spüren Radioaktivität oder kurz bevorstehende Erdbeben.

So gibt es in dieser Welt mehr, als wir mit unseren Sinnen aufnehmen und verarbeiten können. Die Crux daran ist nun, daß diese Informationen, die unsere Zellen stets aufnehmen, auch negativer Art bzw. Schwingung sein können, ohne daß uns alle diese zerstörenden Prozesse klar wären.

Kehren wir nun wieder zum Ausgangspunkt unserer Betrachtungen zurück, so können wir nun besser verstehen, daß jedes Subjekt in einer

Wechselbeziehung zum Objekt steht. Wir haben Sender und Empfänger. Die gesendeten Schwingungen können auf einen Resonanzkörper stoßen, wo dieser fehlt, werden sie nicht bewußt wahrgenommen.

So lassen sich unterschiedliche Lehrmeinungen und Einstellungen erklären. Shakespeare äußerte schon im Hamlet den Gedanken, daß im Himmel und auf der Erde mehr existiere als unsere Schulweisheit erträumen lasse.

2 Zahnmedizinische Prophylaxe

2.1 Basiswissen

Wenden wir uns nun den einzelnen Sparten der Zahnmedizin zu. Die folgenden Ausführungen orientieren sich an den häufigsten Fragestellungen und Problemen der Patienten. Die vorausgegangenen Kapitel dienen dabei als Basis.

Prophylaxe – Prävention – Vorbeugung: Hier beginnt der Kreis und hier schließt er sich wieder. Hätten wir alle die Einsicht in die Notwendigkeit der Vorbeugung und die damit einhergehende eigene Verantwortung, unsere Einsicht in die Tat umzusetzen, so brauchten wir uns weniger Therapien zu unterziehen. Jede Therapie ist eine Reparaturmaßnahme, die zudem nur unvollkommen sein kann.

2.2 Was kann ich vorbeugend für meine Zähne tun?

Es ist einzusehen, daß im Rahmen der zahnmedizinischen Prophylaxe zunächst das Wie, Weshalb, Warum des Zähneputzens für den Patienten eine entscheidende Rolle spielt. Für die Prophylaxe gilt grundsätzlich folgendes, ganz gleich ob aus natur- oder schulmedizinischer Sicht:

Mundhygiene sollte bereits im Kleinkindalter einsetzen. Es kommt allerdings weniger darauf an, wie oft man sich die Zähne putzt, als darauf, wie gut man putzt. Dazu gehört als erstes, seine Mundhöhle selbst anzusehen und den Zustand der Zähne und des Zahnfleisches zu überprüfen.

Nach dem Essen sinkt der ph-Wert im Speichel, abhängig von der Nahrung. Zuckeranteile in der Nahrung haben meist negative Auswirkungen, denn sie sind Säurebilder und geben dem im sauren Milieu lebenden Bakterien Nahrung.

Man sollte sich nie direkt nach dem Essen die Zähne putzen. Dann nämlich steigt der Säureanteil im Speichel, der Zahnschmelz ist jetzt besonders empfindlich. Die schmirgelnden Zusatzstoffe der Zahncreme und die mechanischen Kräfte der Zahnbürste, verbunden mit dem Kraftaufwand beim Putzen, können den Schmelz beschädigen. Nach ca. 30 Minuten ist meist der Säureangriff beendet. Der Speichel übt seine ausgleichende Wirkung wieder aus, kann sozusagen beginnende Schmelzdefekte reparieren und das Putzen kann keine Schäden mehr verursachen.

Es sollte stets in allen Quadranten von rot nach weiß — also vom Zahnfleisch zum Zahn hin — gebürstet werden, damit wird beim Putzen gleich das Zahnfleisch massiert. Der ausgeübte Druck sollte nicht mehr als 200 Gramm betragen. Das können Sie ganz einfach mit einer Küchenwaage überprüfen. Legen Sie Ihre Hand auf die Waage und konzentrieren Sie sich auf das Gefühl, das Sie spüren, wenn der Zeiger auf 200 steht. Nehmen Sie jetzt Ihre Zahnbürste und erzeugen Sie den gleichen Druck — oder weniger. Bei zu hohem Druck verletzt man das Schmelzoberhäutchen, die Zahnhälse können auf die Dauer überempfindlich werden.

Plaque ist Zahnbelag. Dieser besteht aus Ablagerungen, die zunächst weich sind. Mit der Zeit lagern sich Mineralien ein, der Belag wird zu festem Zahnstein.

Die Beschaffenheit des Speichels spielt eine große Rolle bei der Entstehung von Karies. Plaque kann entstehen, wenn der ph-Wert des Speichels sinkt. Das geschieht, wenn nach einer kohlehydratreichen Mahlzeit die Säureproduktion ansteigt. Es bilden sich zähe Schleimstoffe, die sich als Belag an den Zähnen absetzen. In diesem Belag gedeihen Mikroorganismen — sie greifen nun den Schmelz an und zerstören ihn mit der Zeit. Darum ist es notwendig, den Belag durch Putzen zu entfernen.

Zahnbeläge brauchen mindestens 24 Stunden, um sich neu zu formieren, das heißt zur Plaque zu werden. Es kommt also eher darauf an, sie einmal vollständig aus allen Bereichen der Zähne bzw. der Prothese zu entfernen, als hundertmal oberflächlich und damit vergeblich zu putzen. Vor allem das Putzen vor dem Schlafengehen ist wichtig.

Verantwortlich für die Zahnbeläge, die sogenannte Plaque, sind in der Hauptsache der Laktobazillus, der sich in direkter Abhängigkeit vom

Zuckeranteil in der Nahrung entwickelt, und der Streptococcus mutans, der wie alle Streptokokken in saurem Milieu lebt, ein Infektionserreger ist und übertragbar sein soll. Die Angriffsmöglichkeiten von Streptokokken hängen auch vom Zustand des Immunsystems ab. Die Entstehung von Karies wird im Kapitel „Zahnerhaltung" eingehender behandelt.

2.3 Soll mein Kind Fluor bekommen?

Eine Möglichkeit, den Zahnschmelz zu härten, ist die Zufuhr von Fluor. Fluor ist ein Mineral. Die Schulmedizin spricht ihm folgende Eigenschaften zu:

- Es blockiert die Säurebildung aus Zucker und Kohlehydraten.
- Es tötet Bakterien ab.
- Es härtet den Schmelz und schützt ihn vor Auflösung.
- Es regt die Speichelproduktion an.

Bei der örtlichen Fluoridierung wird das Mineral oberflächlich auf den Zahn aufgetragen. Winzige Kariesschäden und Überempfindlichkeiten der Zähne bzw. Zahnhälse bilden sich danach oft zurück.

Die Meinungen darüber, ob man vorbeugend Fluor geben soll, gehen in der Schulmedizin weit auseinander. Die Zahl der Anhänger wie der Gegner ist etwa gleich, was man an den vorliegenden wissenschaftlichen Arbeiten und Forschungen ablesen kann.

Schulmedizinisch kann man diese Problematik entschärfen, indem man im Labor durch eine Urinanalyse bestimmen läßt, ob ein Fluormangel vorliegt.

Für Kinder und Jugendliche hat die Schulmedizin ein Prophylaxeprogramm eingeführt. So werden mit Kindern und Jugendlichen Zahnputzübungen vorgenommen und Plaquekontrollen durchgeführt. Örtliche Fluoridierung und Versiegelung der Molaren (Backenzähne) gehören ebenfalls zum Programm.

2.4 Wie wird ein Zahn versiegelt?

Karies hat seine Lieblingsstellen. Vornehmlich beginnt sie in den feinen Vertiefungen der Zähne, den Fissuren. Um diese Schwachstellen zu schützen, kann man die Kaufläche versiegeln. Dazu wird der Schmelz im Bereich der Fissuren leicht angeätzt und mit einem speziellen Kunststoff bestrichen. Der Kunststoff bleibt im oberflächlichen Schmelzbereich. Die im Kunststoff enthaltenen Monomere dringen nicht ein und schaden dem Zahn nicht (Monomere siehe Kapitel Zahnerhaltung). Eine Allergie gegen den Versiegelungskunststoff im Mund ist mir zur Zeit nicht bekannt, kann aber, wie bei jedem Fremdmaterial, nicht ganz ausgeschlossen werden. Bei einer bekannten Überempfindlichkeit sollten Nutzen und möglicher Schaden abgewogen werden.

Prophylaxe erstreckt sich aber nicht nur auf Plaquereduzierung und Kariesvorbeugung, sondern sie umfaßt auch Vorbeugung gegen kieferorthopädische Störungen. Da dies ein sehr spezielles und umfangreiches Thema ist, möchte ich es im Kapitel „Kieferorthopädie" gesondert besprechen.

2.5 Welche Vorbeugemöglichkeiten bietet die naturheilkundliche Zahnmedizin?

Es gibt Patienten, die sehr gewissenhaft ihre Zähne putzen und trotzdem mehr als andere unter Karies und Zahnfleischproblemen leiden. Warum ist das so?

Eigenverantwortung stellt eine wichtige Grundlage der Naturheilkunde dar. Es sind in der Regel mehrere Gründe, die zu einer Erkrankung führen, also muß auch die Prophylaxe an mehreren Punkten ansetzen.

Das „Sich-Rein-Halten" ist ein philosophischer Grundgedanke. Es umfaßt Körper, Geist und Seele. Überall dort, wo ein Bereich so stark gestört ist, daß der Organismus nicht mehr gegensteuern kann, weil das Immunsystem blockiert ist, wird es zur Krankheit kommen. Vorzubeugen aber verlangt das Wissen um die Einheit von Körper, Seele und

Geist. Der mechanische Zahnputzvorgang ist nur eine Chance, den Ausbruch von Karies zu verhindern.

Die Naturmedizin (-heilkunde) hat zur Plaqueverminderung durch Zähneputzen sicher grundsätzlich dieselbe Einstellung wie die Schulmedizin. Sie legt jedoch darüber hinaus das Augenmerk bei der Entstehung der Plaque stets auf den Gedanken der Ganzheitlichkeit des Geschehens.

Entscheidend ist das bakterielle Gleichgewicht in der Mundhöhle, welches wiederum abhängig ist von der Abwehrlage des Körpers, also dem Zustand des Immunsystems. So nützt es wenig, mit scharfen Mundwässerchen den Laktobazillen und Streptokokken zu Leibe rücken zu wollen, um dadurch einem Ungleichgewicht (Dysbakterie) zu entgehen. Damit zerstört man das Gleichgewicht der natürlich vorhandenen Mundflora. Ist das Immunsystem geschwächt, kann sich der Körper nicht mehr angemessen gegen Krankheitserreger zur Wehr setzen.

Die Hauptrolle spielt dabei das bakterielle Gleichgewicht des Verdauungstraktes. Ein Ungleichgewicht im Darm wirkt sich bis in die Mundhöhle aus. 70% der Immunzellen befinden sich im Darm. Bakterielles Ungleichgewicht entsteht im materiellen, körperlichen Bereich — beeinflußt durch Fehlernährung, aber auch durch psychische Probleme. Physischer und psychischer Streß verursachen negative Schwingungen, die das Feld — auch Schwingungsfeld — für ein Ungleichgewicht bereiten. So kommt es, daß Patienten, die sich immerfort um eine gute Mundhygiene bemühen, sich dennoch in einem bakteriellen Ungleichgewicht befinden und so schneller zu Plaque und damit zur Kariesbildung neigen. Meist sind es Patienten, die ein sensibles psychisches Grundmuster aufweisen und den Folgen von Streß nicht gewachsen sind.

Die Frage der Notwendigkeit einer Fluoranwendung geht der naturheilkundliche Zahnarzt anders als der rein schulmedizinisch denkende Zahnarzt an. Eine allgemeine Verabreichung lehnt er ab. Mit entsprechenden Apparaten wie dem Vega-Test-Gerät, der Elektroakupunktur nach Voll, Kinesiologie etc. stehen dem Zahnarzt Testmöglichkeiten zur Überprüfung des Fluorgehalts im Organismus zur Verfügung. Mangelzustände von Mineralien wie z. B. Fluor können durch diese Testverfahren aufgedeckt werden. Diese Apparate und ihre Wirkungsweise werden später gesondert abgehandelt. Die physikalischen Grundlagen sind im

Kapitel „Physikalische Grundlagen der Naturheilkunde" (Basiswissen) beschrieben.

In der Naturheilkunde bevorzugt man bei nachgewiesenem Fluormangel orale Gaben des homöopathischen Mittels Calcium fluoratum; die genaue Potenzierung testet man für jeden Patienten individuell aus. Das homöopathische Mittel bewirkt meist, daß auch das in der Nahrung vorhandene Fluor besser aufgenommen wird. Im Rahmen einer Fluorprophylaxe ist es meist üblich, den gesamten Mineralhaushalt zu untersuchen.

Den Mineralhaushalt kann man einmal über das Blut untersuchen, wobei man aber nur Infomationen über den augenblicklichen Zustand erhält. Eine Analyse des Haars gibt dagegen Auskunft über Veränderungen des Gleichgewichts, die sich über einen längeren Zeitraum erstrecken. Der Mineral- und Vitaminhaushalt ist gerade für das Knochen- und Zahnwachstum von entscheidender Bedeutung.

Testmethoden wie Vega-Test und EAV-Test dienen dazu, einen Mineral- und auch Vitaminmangel aufzudecken. Mangelzustände werden in der Naturheilkunde mit homöopathischen Medikamenten ausgeglichen.

Bei der Entstehung von Plaque und Karies spielen Mineral- und Vitaminhaushalt über die Ernährung eine zentrale Rolle. Einseitige Ernährung, zuckerreich und vitaminarm, führt eher zu Krankheitsanfälligkeit. Das ist uns allen mehr als bekannt. Weniger bewußt ist den meisten die entscheidende Rolle des Darms bei der Aufnahme von Mineralien und Vitaminen. So enthält die Nahrung oft genügend Mineralien und Vitamine, der Darm kann sie aber nicht aufnehmen, so daß es trotzdem zu Mangelzuständen kommt.

Die Zivilisationskost hat uns einen steigenden Verbrauch vor allem von Fleisch, Fett und Zucker beschert − und damit auch eine Zunahme von Karies. 90% der zivilisierten Welt leiden unter dieser Krankheit. Gleichzeitig wird diese Nahrung oft so verfeinert und weich dargeboten, daß unser Kausystem unterfordert ist. Die Nahrung wird nicht mehr richtig zerkaut und eingespeichelt, so daß daraus wieder Darmprobleme entstehen können. Streß und Hektik tun ein übriges. Zusammen mit dem heute üblichen Bewegungsmangel verursachen sie eine Schwächung des gesamten Verdauungstraktes, dessen Beginn ja, wie bereits eingangs erwähnt, der Mund ist.

So schließt sich hier der Kreis. Fehlende Eigenverantwortung führt zu Fehlernährung und Fehlverhalten, damit auf die Dauer zu Streß für den Organismus und zu Störungen des Darmsystems. Störungen des Immunsystems verursachen Regulationsstörungen im Körper. Als Resultat beherrschen krankmachende Mikroorganismen die Mundhöhle und führen so zu Plaque und Karies.

3 Zahnerhaltung

3.1 Basiswissen: Karies

Eine der Hauptursachen für Zahnschäden und Zahnverlust ist Karies. Lokale Voraussetzung für die Entstehung von Karies sind

- Mikroorganismen
- Nahrung
- Plaque (Zahnbeläge)
- Zeit.

Fehlt eine dieser vier Voraussetzungen, kann keine Karies entstehen.

Man muß also versuchen, diese Kette zu durchbrechen. Diese Mikroorganismen ernähren sich vorzugsweise von Kohlehydraten. Ein großer Teil unserer Nahrung enthält Zucker — selbst Obst und Milch. Eine völlig zuckerfreie Nahrung gibt es nicht. Deshalb bleibt ein Restkariesrisiko bestehen, auch wenn wir Süßigkeiten wie Kuchen, Schokolade etc. vermeiden.

Zuckeranteile in der Nahrung regen die Säureproduktion an und fördern damit die Plaquebildung. Darum ist es notwendig, die Plaque frühzeitig durch Putzen zu entfernen. Die Wirkungskette ist folgende: Wenn sich infolge von *zuckerhaltiger* Nahrung *Plaque* formiert und die *Mikroorganismen Zeit* haben, sich zu entwickeln, entsteht Karies.

3.1.1 Was sagt die Naturheilkunde zur Kariesentstehung?

Die Naturheilkunde lehrt, daß neben den lokalen Faktoren auch das Immunsystem eine entscheidende Rolle bei der Neigung zur Karies spielt.

Die Karies auslösenden Faktoren lassen sich aus der Sicht der Naturheilkunde so darstellen:

Tab. 6

	Störungen generell (Gesamtorganismus)			lokal (Mundhöhle)
Disharmonische Lebensführung				
(Streß, Fehlernährung, Zeitmangel ↔ mangelnde Hygiene)	z. B. gestörte Psyche, z. B. gestörtes ↔ Verdauungssystem	Störungen im Immunsystem und im ↔ Verdauungssystem	Begünstigung von pathologischen ↔ Bakterien, Keimen, Pilzen	Mikroorganismen, Plaque, ↔ Nahrung, Zeit

Karies ist eine Krankheit, die nur in den allerersten Anfängen ganz beseitigt werden kann. Nur winzigste, oberflächliche Demineralisierungen (Entkalkungen) können remineralisiert werden – schulmedizinisch durch lokale Fluoridierung, naturheilkundlich durch die Gabe eines homöopathischen Mittels.

Sobald die Entkalkung aber nur ein wenig größer ist, kann sie weder mit schulmedizinischen noch mit naturheilkundlichen Methoden rückgängig gemacht werden. Hier hilft nur noch eine Füllungstherapie. Ist diese aber erst einmal notwendig, so sind bereits anatomische Veränderungen eingetreten und der Schaden ist nicht mehr gutzumachen. Wir können Karies in solch einem Stadium nicht mehr heilen, es bleiben stets ein Defekt und eine Narbe zurück.

An diesem Punkt ist nur noch eine Füllungstherapie möglich. Leider lassen sich die Defekte zur Zeit nur mit unvollkommenen Füllungen schließen. In dem Moment, wo eine Füllung, welcher Art auch immer, nötig wird, gibt es nur noch Kompromisse. Die einzige Entscheidung, die noch bleibt, ist die, welches Material am wenigsten schädlich ist. Aber ob Gold, Kunststoff, Amalgam – grundsätzlich gehört nichts davon in den Mund.

Sie erinnern sich an den Aufbau des Zahns. Wo der Defekt bis ins Dentin reicht, ist bereits eine Narbe entstanden. Diese Narbe kann zu einem Störfeld werden, genau wie jede andere Narbe auch.

Müssen wir nun also Kompromisse eingehen, so sollten wir über die zur Verfügung stehenden Materialien und auch über den Vorgang des Bohrens etwas mehr wissen.

Um die Grenzen der Zahnerhaltung aufzuzeigen, an die auch die Naturheilkunde stößt, möchte ich Ihnen noch etwas Basiswissen vermitteln, das zum Verständnis der naturheilkundlichen Möglichkeiten unerläßlich ist.

3.1.2 Basiswissen: Was passiert beim Bohren?

Jeder Bohr- oder Schleifvorgang verursacht ein Trauma. Jede Verletzung der kleinsten Nervenfortsätze (Odontoblastenfortsätze) im Dentin ist ein Eingriff in einen lebenden Bereich des Körpers. Die Menschen sind unterschiedlich schmerzempfindlich, darum wird auch der Vorgang des Bohrens oder Schleifens unterschiedlich empfunden. Der Schmerz beim Bohren ist dem Patienten begreiflich. Weniger begreiflich ist oft, daß eine frische Wunde auch nach der Versorgung mit einer Füllung oder Krone – die dem Nähen bei einer Fleischwunde entspricht – noch schmerzen kann.

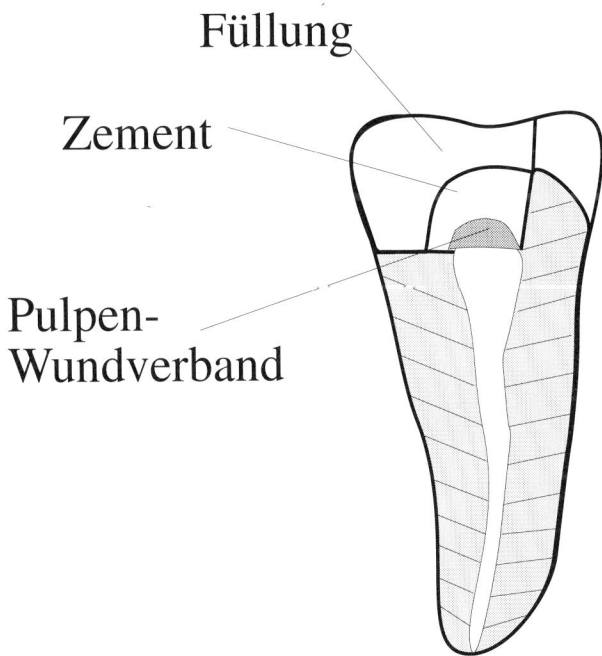

Abb. 35: Schema Füllung

Je sensibler und vitaler ein Zahn ist, d.h. je mehr Dentinkanälchen vorhanden sind, um so eher wird er schmerzen. Bei Menschen über 50 sind in Pulpanähe nur noch ca. 50% der Dentinkanälchen nicht verkalkt.

Wenn der Zahnarzt die Karies entfernt hat, muß der Zahndefekt versorgt werden. Lebendes Dentin kann nicht mit Desinfektionsmitteln keimfrei gemacht werden. Diese Mittel würden gleichzeitig das Gewebe schädigen. So bleiben, trotz des Bohrens, immer noch Restbakterien im Zahn, denen man allerdings durch die anschließende Füllungstherapie die Lebensgrundlagen entzieht.

Zunächst braucht der Zahn einen Wundverband, falls die Karies schon bis in den Hauptnerven der Pulpa oder in dessen unmittelbare Nähe vorgedrungen ist.

3.2 Welches sind die Materialien, die für die Füllung verwendet werden können?

Für den Wundverband wird in der Hauptsache ein Kalziumhydroxid-Präparat ($Ca(OH)_2$) verwendet. Dies ist ein stark alkalisches Mittel, welches die von den Bakterien produzierte Säure weitgehend neutralisiert.

Oft wird der Defekt zunächst mit einem provisorischen Füllungsmaterial geschlossen. Diese Vorgehensweise wählt man, wenn der Zahn stark schmerzt und man die Reaktion auf den Bohrvorgang abwarten möchte, oder wenn der Zahn später eine Inlay- oder Kronenversorgung erhalten soll.

Es gibt eine Vielzahl von Materialien, die sich für eine provisorische Füllung eignen. Sie alle vorzustellen würde den Rahmen dieses Buches sprengen; es ist auch für den Patienten nicht notwendig, sie alle zu kennen. Ich beschränke mich darum auf die gängigsten:

- Zinkoxidsulfatzemente
- Zinkoxidphosphatzemente
- Phosphatzemente
- Zinkoxid-Nelkenöl-Gemisch-Pasten
- Guttapercha

- Silikatzemente
- Steinzemente
- Glas-Ionomer-Zemente.

Ihre Zusammensetzung ist sehr unterschiedlich, ebenso wie ihre chemische Wirkung auf den Zahn. Die meisten werden unmittelbar vor Benutzung aus einem Pulver und einer Flüssigkeit gemischt. Als Bestandteile seien nur einige genannt, z. B.

- Tonerde
- Quarz
- Zink
- Silberchlorid
- Thymol
- Kalzium-Aluminiumsilikat.

Die Flüssigkeit enthält meist einen hohen Anteil freier Säuren, die beim Abbindevorgang, wenn das Material aushärtet, abgegeben werden und in den Zahn eindringen. Je nach Material kann die Abgabe dieser Säuren unterschiedlich lange dauern. Orthophosphorsäure beispielsweise benötigt rund 4 Minuten 40 Sekunden, um eine 1 mm diche Dentinschicht zu durchdringen (nach *Pilz, Plathner, Taatz*; siehe Literatur).

Zuviel Säure kann Dentinkanälchen und Pulpa reizen. Dentin und Pulpa sind lebendes Gewebe, das auf äußere Einflüsse empfindlich reagiert.

Ein Teil der genannten Bestandteile wird auch als Unterfüllung verwendet, d. h. sie verbleiben unter der endgültigen Füllung und schützen das Dentin vor thermischen und chemischen Reizen. Jede Füllung, gleich welcher Art, sollte eine Unterfüllung haben. Bei Kunststofffüllungen übernimmt diesen speziellen Dentinschutz ein Speziallack, auch „Liner" genannt.

Besonders möchte ich auf den Glas-Ionomer-Zement eingehen, der heute des öfteren in den Medien erwähnt wird. Er wird als möglicher Ersatz für Füllungen diskutiert, deren Haltbarkeit nicht über einen längeren Zeitraum erforderlich ist. Dieser Zement ist härter als die üblichen anderen auf dem Markt befindlichen Produkte, aber weicher als Kunststoffe. Der Glas-Ionomer-Zement besteht aus einer Polyakryl-Säure und einem Kalzium-Aluminium-Silikat-Glaspulver. Im Grunde genommen handelt es sich dabei um eine Kombination aus Kunststoff und Zement.

3.2.1 Wie schädlich sind Zementfüllungen und Liner?

In jedem Fall, wie immer auch die Versorgung aussieht, ist eine mehr oder weniger starke Reizung der organischen Bestandteile des Zahns zu erwarten. In allen Fällen liegen Fremdmaterialien, Zemente oder Liner, die dort nicht hingehören, an bzw. in organischen Strukturen – direkt auf den empfindlichen Dentinkanälchen. Bei bereits sensibilisierten Menschen können auch Liner und Zemente Unverträglichkeitsreaktionen hervorrufen.

3.2.1.1 Was sagt die Naturheilkunde zu den unterschiedlichen Zementfüllungen und Liner?

Es ist sinnvoll, Unterfüllungsmaterialien und ihre Bestandteile mit der Elektroakupunktur, dem Vega-Test oder ähnlichen Verfahren zu testen, um das geeignetste Material zu finden. Da eine Füllung ohne Zement oder Liner nicht wünschenswert ist, dieser aber in jedem Fall in engem Kontakt zum Organismus steht, wäre eine allgemeine Allergie gegen diese Stoffe ein ernsthaftes Debakel. Bei Unverträglichkeit gegen bestimmte Unterfüllungsmaterialien, – die allerdings selten auftritt – kann man versuchen, mit Isotherapie, Homöopathie, Mora-Therapie etc. die allergische Reaktion auf diese Fremdquelle aufzuheben oder wenigstens zu dämpfen (siehe Kapitel 9). Meist treten diese Unverträglichkeiten bei Menschen auf, die bereits Allergiker sind. In jedem Fall sollte der Zahn mit einem verträglichen Mittel geschlossen werden. Doch muß hier gesagt werden, daß – trotz Test und Therapie – der lokale Reiz der Füllungsmaterialien auf die Dentinkanälchen immer bestehen bleibt.

3.2.2 Kunststofffüllungen

Einen großen Anteil an den Füllungen stellen heute die Kunststofffüllungen. Seit langem sind sie das Mittel der Wahl bei allen Frontzahnfüllungen, weil sie farblich kaum auffallen. Als Versorgungsmaterial für Seitenzähne – als Austauschmaterial für Amalgam – sind sie allerdings umstritten.

3.2.2.1 Sind Kunststoffüllungen schädlich?

Die Weiterentwicklung der sogenannten Composites ist in den letzten drei Jahren beträchtlich vorangeschritten. An der Entwicklung noch härterer, festerer und noch weniger toxischer (giftiger) Materialien wird ständig gearbeitet. Auf dem internationalen Markt gibt es bereits eine Fülle von unterschiedlichen Composites. Die modernen sind den alten um ein Vielfaches überlegen, leider auch entsprechend teurer.

3.2.2.2 Was sind Composites?

Composites bestehen aus einem Füllkörper wie Apatite, Glasfaser, Silikaten, Quarzen etc. und einem Kunststoff (Polymetharylsäure-Methylester). Um eine chemische Verbindung der Füllstoffe mit der organischen Matrix zu erreichen, werden die Füllkörper mit organischen Siliziumverbindungen behandelt

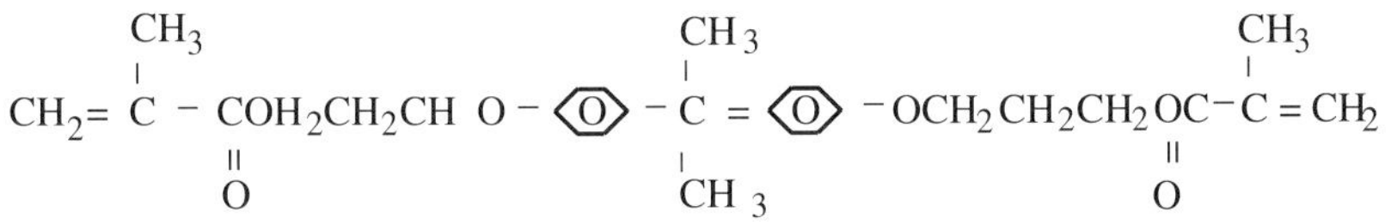

$$CH_2 = \underset{\underset{O}{\overset{\|}{}}}{\overset{\overset{CH_3}{|}}{C}} - COH_2CH_2CH \; O - \langle O \rangle - \underset{\underset{CH_3}{|}}{\overset{\overset{CH_3}{|}}{C}} = \langle O \rangle - OCH_2CH_2CH_2O\underset{\underset{O}{\overset{\|}{}}}{C} - \overset{\overset{CH_3}{|}}{C} = CH_2$$

Abb. 36: Organische Siliziumverbindung

3.2.2.3 Warum sind Composites umstritten?

Da ist zunächst die Frage nach den rein mechanischen Werten, d. h. der Haltbarkeit und Belastbarkeit. Um als dauerhafte Füllung im Seitenzahnbereich dem enormen Kaudruck (ca. 65 Kilopond pro Zahn!) standzuhalten, muß sie fest und belastbar, zug- und druckfest sein. Sie muß abriebfest sein und eine geringe chemische Ausdehnung haben.

Der Markt bietet heute eine ungeheure Menge an Composites an. Viele der herkömmlichen Composites, die z. T. heute noch verwendet werden, erfüllen die notwendigen mechanischen Voraussetzungen nicht.

Die neuesten Composites erfüllen sie, vor allem wenn sie für kleine und mittlere Füllungen im Seitenzahnbereich verwendet werden.

Composites sind außerdem umstritten, weil die Monomere des Polymethaoxylsäure-Methylester eine eindeutig chemisch-toxische Wirkung auf die Zahnpulpa haben. Beim Abbindevorgang können nie alle Monomere eingebunden werden. Es bleiben immer Restmonomere übrig. Wenn diese mit der Pulpa oder den Dentinkanälchen in Berührung kommen, können lokale Schäden am Zahn bzw. in den Zahnnerven entstehen, beispielsweise Entzündungen, die sich bis in die Zahnwurzel ausbreiten können und im schlimmsten Fall dazu führen, daß der Zahn abstirbt. Das heißt also, daß freiliegende Dentinkanälchen unter allen Umständen optimal vor Angriffen dieser Restmonomere geschützt werden müssen.

Bei den neuesten Composites werden die Zähne darum vor dem Füllen mit den entsprechenden Schutzlacken versiegelt. Dieses sollte stets sehr sorgfältig geschehen. Die Problematik der Unterfüllungen bzw. Schutzlacke (Liner) ist auf S. 66ff. beschrieben.

Allergien gegen Kunststoffe bzw. Composites können immer auftreten, so wie gegen jede andere Substanz, mit der wir in Berührung kommen; sie bestehen entweder bereits oder entwickeln sich, nachdem die Füllung gelegt ist. Da der Mensch ein biologisch veränderbares Wesen ist, können zu jedem Zeitpunkt neue Allergien auftreten. Allergien gegen Composites kommen aber in der Regel nicht allzu häufig vor. In jedem Fall sollte bei Patienten, die gegen Kunststoffe empfindlich sind, ein schulmedizinischer Allergietest durchgeführt werden. Nach Möglichkeit sollte bei jedem Patienten eine mögliche Unverträglichkeit auf diese Stoffe geprüft werden. Die Naturheilkunde bietet mit der Elektroakupunktur, dem Vega-Test, der Kinesiologie etc. mögliche Testverfahren.

Gerade in der heutigen Zeit ist neben der Amalgamdiskussion die Frage nach möglichen Schäden durch Kunststofffüllungen aktuell. Die Befürworter von Amalgamen lehnen Kunststoffe ab. Kunststofffreunde lehnen Amalgam ab. Der Patient steht dazwischen.

Jeder polemisiert aus seiner Sicht. Die Behauptung, Kunststoffe seien gesundheitsgefährlich, beruht zunächst noch auf Vermutungen, Langzeitstudien von Symptomen liegen noch nicht vor. Kunststoffe werden seit Jahrzehnten schon für Frontzahnfüllungen und prothetischen Ersatz gebraucht. Untersuchungen beschäftigen sich aber eher mit ihrer mechanischen Belastbarkeit als mit einer eventuellen Gesundheitsschädlichkeit.

Im Endeffekt kann man gegen jeden Füllungsstoff allergisch werden, ebenso wie gegen jeden Baum, jedes Gras oder jede Frucht. Mit zunehmender Umweltbelastung steigt die Sensibilisierung der Menschen.

Ein Vorteil von Kunststoffen ist allerdings unbestreitbar: Es gibt es keine elektrischen Einwirkungen wie bei Metallen. Wir haben hier keine elektrischen Potentiale und damit auch keine Potentialdifferenzen zwischen unterschiedlichen Metallen.

3.2.2.4 Kann man also zu Kunststoff raten?

Wenn erst einmal ein Zahndefekt vorliegt, dann ist die Entscheidung für ein bestimmtes Füllmaterial nur ein Kompromiß. Soll in jedem Fall das Amalgam entfernt werden, so würde ich bei

- kleiner bis mittlerer Füllungsgröße
- guter Mundhygiene
- nicht Vorliegen einer Allergie oder Unverträglichkeit gegen Kunststoffe
- schon vorhandenen unterschiedlichen Metallegierungen, die aufgrund hoher Kosten nicht erneuert werden können
- Patienten, die eine sehr teure Therapie nicht tragen können

zu einer guten Kunststoffüllung raten.

Die Entscheidung muß auf jeden Fall individuell gefällt werden. Die Gründe für eine Kunststoffüllung können sehr vielfältig sein. Oft ist die Entscheidung insofern vorgegeben, als der Patient die sehr teure Zusatzversorgung (Goldfüllungen) eben nicht bezahlen kann. Von den Kassen werden Goldfüllungen nur bei Vorliegen einer Amalgamallergie bezahlt. Der entsprechende Test wird nur anerkannt – und bezahlt – wenn er von einem Hautarzt oder Allergologen durchgeführt worden ist. Schulmedizin und auch Krankenkassen tun sich schwer mit dem weiten Feld der Unverträglichkeiten.

Der Kostenfaktor, aber auch der Wunsch nach einer ästhetischen Füllung, spielen bei der Entscheidung für eine Kunststofffüllung eine entscheidende Rolle. Um alle Amalgamfüllungen durch Goldfüllungen zu ersetzen, wären Milliarden nötig. Bei unserem Gesundheitssystem, so wie es heute ist, ist das nicht so einfach möglich. Es wären Neuregelungen vor allem auch im politischen System nötig, um eine Basis zu schaffen, die Eigenverantwortlichkeit und Prophylaxedenken fördert, ökologische Gesichtspunkte als unumstößliche Grundpfeiler setzt und die Durchsichtigkeit der Systeme (Kassen, Ärzte) möglich macht.

3.2.3 Was sind Inlays und Onlays?

Inlays sind Goldeinlagefüllungen. Onlays sind Goldauflagefüllungen, die verwendet werden, wenn der Zahndefekt bereits einen mehr oder weniger großen Bereich des Zahnhöckers umfaßt.

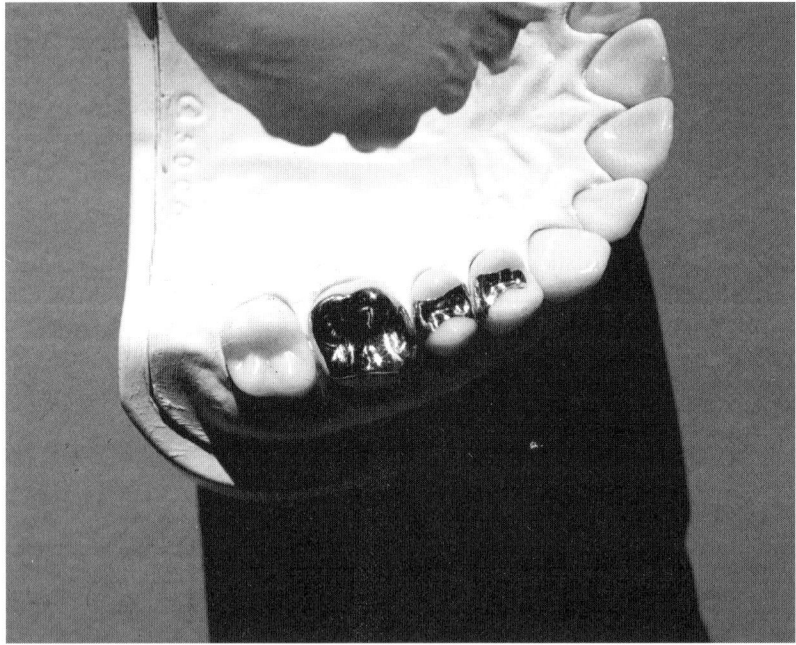

Abb. 37: Inlays und Onlays

Um Inlays und Onlays herzustellen, bedarf es eines beträchtlichen Aufwands. Der Zahn muß sehr sorgfältig vorbereitet werden. In der Regel wird ein Abdruck genommen und ans Labor geschickt, wo in vielen aufwendigen Arbeitsgängen das Inlay bzw. Onlay hergestellt wird. Der Zahnarzt setzt die fertige Füllung in den vorbehandelten Zahndefekt und befestigt sie mit Hilfe von Zement.

Das verwendete Gold ist meist relativ weich und hochwertig, damit es nach dem Einsetzen gut an den Zahn anpoliert werden kann. Bei guter Mundhygiene halten Goldfüllungen in der Regel mehrere Jahre. Sie sind vor allem bei größeren Defekten die haltbarste und verträglichste Lösung – durch die aufwendige Herstellung aber auch die teuerste.

Goldfüllungen können aus ästhetischen Gründen außen mit Keramik verblendet werden. Dabei bleibt allerdings immer ein kleiner Goldrand sichtbar. Wenn die Füllung mit Keramik verblendet werden soll, muß die Goldlegierungen härter sein, dadurch werden wieder andere Metallkomponenten bzw. Zusammensetzungen erforderlich (siehe Kap. Prothetik).

3.2.3.1 Sind Keramikinlays das Mittel der Wahl?

Keramische Werkstoffe, die in der Zahnmedizin verwendet werden, sind Verbindungen der Kieselsäure (Silikat) – genau wie Glas, Porzellan und Töpfereiprodukte.

Auch aus Keramik lassen sich Inlays und Onlays herstellen. Die Herstellung im Labor ist ähnlich wie bei Goldfüllungen – nur noch aufwendiger. Deshalb sind Keramikinlays bzw. -onlays noch teurer als reine Goldfüllungen. Da keramisches Material spröder und bruchgefährdeter ist als Metall, ist ein Goldinlay länger haltbar. Materialbedingt können Keramikfüllungen nicht an den Zahn anpoliert werden. In der Regel bleibt ein winziger Spalt, der – und damit besteht ein gravierender Unterschied zu Goldfüllungen! – mit einem speziellen Befestigungskleber aus Kunststoff geschlossen wird. Letztlich werden also auch Keramikinlays mit einem Kunststoff eingesetzt. Auch hier müssen wir verhindern, daß die Monomere des Kunststoffs mit dem Dentin in Berührung kommen.

Der Zahn wird vor dem Einsetzen einer Keramikfüllung genauso vorbehandelt wie vor dem Legen einer Kunststoffüllung. Die Keramik selbst ist ein absolut gut verträgliches Material, auf das es keine Allergien und Unverträglichkeiten gibt. Es ist inert, d. h. es reagiert nicht auf andere Stoffe. Bei Gold- und Kunststoffallergien wäre es das Mittel der Wahl, gäbe es nicht die Problematik des Befestigungsklebers.

3.2.3.2 Was ist besser – Keramik oder Kunststoff?

Hochwertige Kunststoffüllungen sind im Endeffekt schneller und kostengünstiger herzustellen als Keramikfüllungen. Die Erfahrungen mit den modernen Kunststoffen haben gezeigt, daß sie über mehrere Jahre haltbar sind. Genauere Aussagen über die Haltbarkeit lassen sich allerdings erst in einigen Jahren treffen.

Keramik und Kunststoffe (Composites) erfüllen die gleichen ästhetischen Ansprüche. Die modernen Composites lassen sich gut verarbeiten, sie haben den Vorteil, daß der Patient nicht lange auf seine Füllung warten muß.

3.2.3.3 Was ist das Cerec-Verfahren?

Beim Cerec-Verfahren wird das Keramikinlay oder -onlay direkt vom Zahnarzt in einer Sitzung hergestellt. Der Zahn wird zunächst präpariert, d. h. die Karies wird mit dem Bohrer sauber entfernt. Dann wird der Defekt über Sonden vermessen. Die Meßdaten gehen an einen Computer, der nach diesen Daten aus einem Keramikblock das entsprechend geformte Inlay oder Onlay fertigt. Das Cerec-Verfahren hat den Vorteil, daß der Patient noch am gleichen Tag seine Füllung bekommt, er muß nicht, wie bei Goldinlays üblich, acht Tage auf seine Füllung warten. Eine provisorische Versorgung erübrigt sich damit.

Leider ist es mit dieser Methode noch nicht möglich, die Kauflächen exakt zu vermessen, so daß diese dann in meist mühevoller Kleinarbeit im Mund des Patienten eingeschliffen werden müssen. Die Arbeit am

Patienten dauert in der Regel allerdings länger als bei der herkömmlichen Herstellung.

Die materialbedingten Vor- und Nachteile sind in der Regel die gleichen wie bei normalen Keramikfüllungen.

3.2.4 Amalgamfüllungen

Kommen wir nun zum meistdiskutierten Füllmaterial, dem Amalgam. Quecksilberlegierungen sind schon seit mehr als hundert Jahren bekannt und im Gebrauch. Ebenso lange werden sie aber auch schon diskutiert. Eine Fülle von Büchern für interessierte Patienten und Laien sind auf dem Markt, die die Probleme der geschädigten Patienten ausführlich und umfangreich behandeln, auch im Fernsehen ist das Problem immer beliebt. Aus diesem Grund verzichte ich hier auf Fallbeispiele von geschädigten Patienten. Die wichtigste Literatur zum Thema habe ich im Anhang zusammengestellt.

Warum, fragt man sich, ist eine eindeutige Zuordnung so schwierig? Schauen wir uns die einzelnen Aspekte an.

3.2.4.1 Basiswissen: Woraus bestehen Amalgame?

Beginnen wir mit der Werkstoffkunde. Silber- bzw. Kupferamalgame sind Legierungen des Quecksilbers mit anderen Metallen wie Silber, Kupfer, Zink und Zinn. Das elementare, flüssige Quecksilber wird mit einer Pulverkomponente, bestehend aus Silber, Kupfer, Zinn und Zink, angemischt.

Die herausragende Eigenschaft des Quecksilbers, wegen der es von vielen so innig geliebt wird, ist, daß es als einziges Metall bei Raumtemparatur flüssig ist. So bildet es nach dem Anmischen zunächst eine plastische Masse, die nur langsam erhärtet und dadurch gut zu verarbeiten ist. In der Tat ist bzw. war das Amalgam *das* Füllmaterial, weil es vor allen anderen am besten zu verarbeiten ist bzw. war. War, weil die neuen harten Kunststoffe heute schon gleich gute Möglichkeiten bieten.

In den Medien wird oft von „gamma-2"- und „non-gamma-2"-haltigen Amalgamen gesprochen. Die gamma-2-haltigen Amalgame sind vor nicht allzu langer Zeit vom Markt genommen worden. Der Grund ist aber weniger ein toxikologischer als vielmehr ein werkstofflicher. Die non-gamma-2-Amalgame sind weniger korrosionsanfällig.

Die weiche, korrosionsanfällige gamma-2-Phase wird durch eine mechanisch stabilere und weniger korrosionsanfällige non-gamma-2-Phase ersetzt.

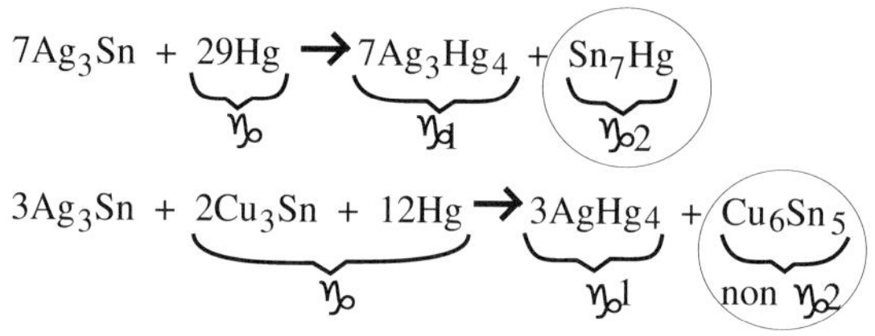

$$7Ag_3Sn + 29Hg \rightarrow 7Ag_3Hg_4 + Sn_7Hg$$
$$\underbrace{}_{\gamma_0} \quad \underbrace{}_{\gamma_1} \quad \underbrace{}_{\gamma_2}$$

$$3Ag_3Sn + 2Cu_3Sn + 12Hg \rightarrow 3AgHg_4 + Cu_6Sn_5$$
$$\underbrace{}_{\gamma_0} \quad \underbrace{}_{\gamma_1} \quad \underbrace{}_{non\ \gamma_2}$$

Abb. 38: Chemische Abbindereaktion zwischen Füllungslegierung und Quecksilber; 1. gamma$_2$-Phase; 2. non-gamma$_2$-Phase.

Die für eine Füllung geeignete Konsistenz liegt bei einer Quecksilbermenge von ca. 50% Gewichtsanteil.

3.2.4.3 In welchen Zustandsformen tritt Quecksilber auf?

Quecksilber liegt in unterschiedlichen Verbindungen vor:

1) Legierungen mit anderen Metallen (Amalgam) = gebundenes Quecksilber
anorganisches Quecksilber
2) elementares Quecksilber
3) elementarer Quecksilberdampf
4) elementare Quecksilber-(I und II)Salze
organisches Quecksilber

5) Methyl-Quecksilber
6) Quecksilber-Ionen.

Für die Herstellung von Amalgamfüllungen wird elementares Quecksilber verwendet. Dieses gibt giftige Quecksilberdämpfe ab, vor allem vor und während der Bearbeitung, wenn es noch nicht gebunden ist.

Gebundenes, also ausgehärtetes Quecksilber bzw. Amalgam hat die geringste Giftigkeit, wenn es verschluckt wird. Die Resorptionsrate im Darm ist relativ gering. Es wird in der Form nicht gespeichert.

Quecksilber-Ionen entstehen durch galvanische Ströme. Ein galvanisches Element entsteht immer dann, wenn Metalle in direktem Dauerkontakt aneinanderstoßen. Das ist der Fall, wenn die Füllungen nebeneinanderliegen oder aneinanderstoßen.

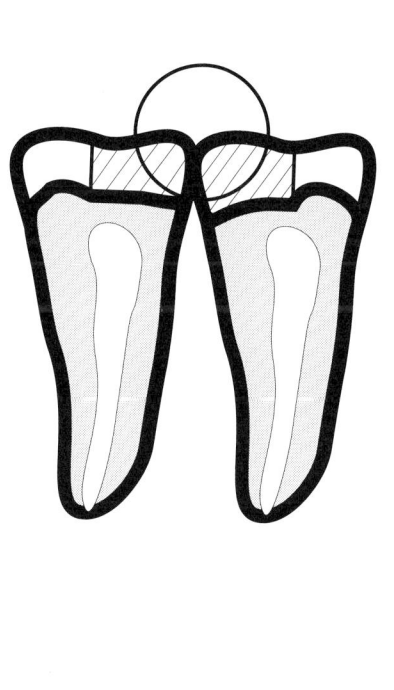
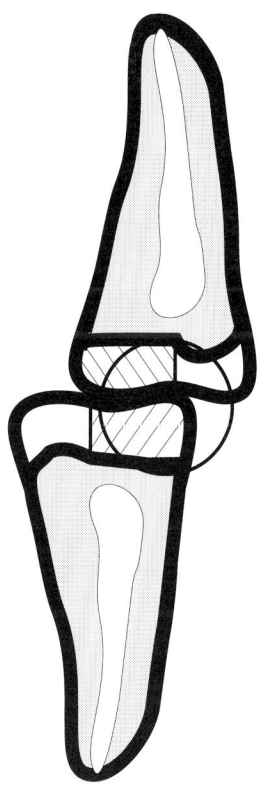

Abb. 39: Galvanisches Element

Der Speichel dient als Elektrolyt. Von der edleren Füllung fließt ein Strom hin zur niederwertigen, von dort zurück zur edleren. Der Stromfluß kommt nicht nur zwischen unterschiedlichen Metallen wie von Gold zu Amalgam zustande, sondern auch zwischen zwei Amalgamfüllungen, da es wahrscheinlich ist, daß sie unterschiedliche Potentiale aufweisen. Ein galvanisches Element kommt aber auch zustande, wenn ein Metall in zwei verschiedene Elektrolyte − leitende Füssigkeiten − getaucht ist. Dieses Phänomen haben wir im metallgefüllten Zahn selber. Der Speichel ist ein Elektrolyt, der Dentinliquor, die Flüssigkeit, die sich im Dentin befindet, das zweite Elektrolyt.

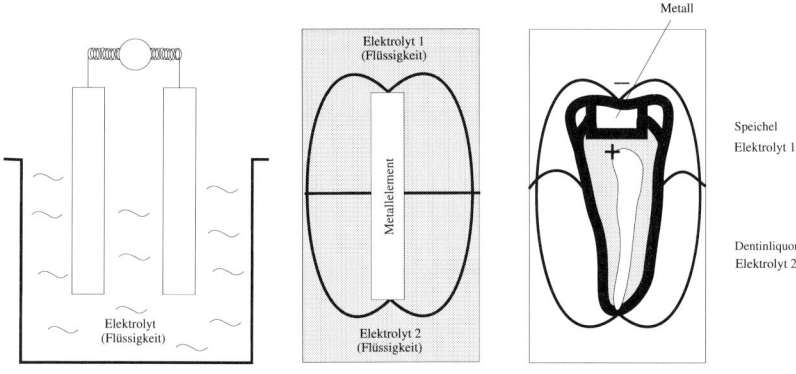

Abb. 40: Galvanisches Element

Quecksilber-Ionen werden zu 20% im Darm aufgenommen und in Niere und Leber gespeichert. Methyl-Quecksilber (an organische Trägersubstanzen gebundenes Quecksilber) entsteht, wenn sich Quecksilber an organische Alkyle oder Aryle bindet. In dieser Form ist es hochgiftig. Methyl-Quecksilber wird zu 80% vom Darm resorbiert. Die Hauptspeicher sind hier die Leber und das Zentralnervensystem. Bei einem gestörten ökologischen Gleichgewicht durch lokale Überlastung mit anorganischem Quecksilber (elementarem Quecksilber und Dämpfen) kann dieses durch Mikroorganismen in hochgiftiges Methylquecksilber umgewandelt werden. Quecksilber(I)chlorid, als Kalomel bekannt, und Quecksilber(II)chlorid werden als Desinfektionsmittel verwendet. Oral eingenommen ist vor allem das letztere enorm giftig.

Quecksilber wird über Harn, Stuhl, Speichel oder Schweiß ausgeschieden. Um die Höhe der Quecksilberbelastung zu testen und eine Quecksilberunverträglichkeit nachzuweisen, werden in den Praxen hauptsächlich Speichel- oder Urinproben herangezogen. Diese Tests sind leicht zu handhaben, werden aber leider von den Kassen nicht anerkannt. Bei allen Personen mit Amalgamfüllungen findet sich ein eindeutig höherer Anteil an Quecksilber in Speichel und Urin als bei Personen ohne Amalgamfüllungen. Methylquecksilber läßt sich vornehmlich im Blut und im Haar nachweisen. Bei Säuglingen von Müttern mit Amalgamfüllungen ist ein eindeutig höherer Quecksilberspiegel festgestellt worden als bei denen von Müttern ohne Amalgamfüllungen.

Quecksilber wird als niederwertiges Metall bezeichnet, d.h. es reagiert schnell mit anderen chemischen Substanzen. Es blockiert so Enzyme und Katalysatoren, wodurch wichtige chemische Zyklen in unserem Organismus behindert werden. Die Krankheitssymptome, die bei Amalgamunverträglichkeit bzw. bei Aufnahme von elementarem Quecksilberdampf auftreten, sind entsprechend schwerwiegend. Im Vordergrund stehen psychologische Störungen, Erkrankungen der Mundhöhle und Wirkungen auf den Magen-Darm-Trakt.

Hier liegt sich die Schulmedizin mit der Naturheilkunde in den Haaren. Im Gegensatz zur Schulmedizin gehen die naturheilkundlichen Erkenntnisse dahin, daß schädigende Quecksilberdämpfe nicht nur beim Legen einer Füllung, sondern ebenfalls bei jedem Kauvorgang und bei jedem Zähneputzen über Jahre hin durch Abrieb freiwerden. Die Dämpfe gehen zu 80% über die Lunge ins Blut. Als Hauptspeicherorgan gilt das Zentralnervensystem.

Quecksilber wirkt auf das Herz-Kreislauf-System, das Nerven- und das Immunsystem, die Atemwege und die endokrinen Drüsen. So wie alle Ärzte diese Symptome kennen sollten, sollten Patienten wissen, daß nicht jede dieser Symptomatiken in jedem Fall durch eine Amalgamunverträglichkeit hervorgerufen werden muß. Die Möglichkeit besteht, ist aber nicht zwingend. Oft sind eine Fülle von unterschiedlichen Faktoren für eine Krankheitssymptomatik verantwortlich. Die Anamnese muß sehr sorgfältig durchgeführt werden, und Verantwortungsbewußtsein von Arzt und Patient sind hier gefragt (zu Naturmedizinischen Testungen siehe auch Kapitel 9).

Seit einiger Zeit ist es Vorschrift, in allen Praxen Amalgamabscheider einzubauen, in denen die kleinsten Partikelchen von Quecksilber und Amalgam gesammelt werden, die dann als Sondermüll entsorgt werden müssen. Darum sollte man sich, auch wenn keine Symptome aufgetreten sind, fragen, ob man ein Füllungsmaterial, dessen extreme Giftigkeit für die Umwelt offensichtlich bekannt ist, noch im Mund haben möchte – die Umwelt fängt schließlich im eigenen Körper an.

3.2.4.4 Was ist der Unterschied zwischen einer Allergie und einer Unverträglichkeit?

Möchte ein Patient sein „Unwohlsein", welches er auf Amalgamfüllungen zurückführt, attestiert bekommen, damit er von der Krankenkasse einen Zuschuß zu einem höherwertigen Material bekommt, so wird, wie schon erwähnt, nur der Hauttest (Epikutan-Test) des Allergologen anerkannt. Eine Unverträglichkeit kann alle Krankheitssymptome aufweisen, muß aber nicht auf einer allergischen Reaktion beruhen.

Bei einer Allergie kommt es im Organismus zu einer Antigen-Antikörper-Reaktion. Der Fremdstoff wird vom Immunsystem als körperfremd angesehen, so daß dagegen Antikörper gebildet werden. Metalle wie Quecksilber können erst dann als Allergen wirken, wenn sie mit einem körpereigenen Eiweiß (Protein) verbunden werden. Nur dann zeigt sich beim Hauttest eine allergische Reaktion.

Bei einer Unverträglichkeit treten körperliche Symptome auf, im Blut befinden sich jedoch keine Antikörper.

Kommen wir nun zurück zu der eingangs gestellten Frage, warum die Auffassungen über das Füllungsmaterial Amalgam so kontrovers sind. Wie lautet also das Fazit?

Kontrovers wird die Problematik der Quecksilberdämpfe gesehen. Die Naturmedizin steht auf dem Standpunkt, daß nach dem Abbinden des Amalgams für den Patienten schädlichen Dämpfe entstehen und daß die durch ein galvanisches Element freiwerdenden Ionen selbst in geringer Konzentration schädlich sind. Die Schulmedizin sieht diese Problematik nicht.

Lassen wir aber doch nun mal außer acht, daß es auf jeder Seite der Diskussion gleichviel Professoren und Doktoren gibt, deren Titel stets für Glaubwürdigkeit stehen. Bedenken wir statt dessen, daß in der Menschheitsgeschichte die Dogmen und aufgestellten Positionen der Wissenschaft einem immerwährenden Wandel unterliegen, und daß heute noch der auf den Scheiterhaufen gezerrt wird, der morgen den Verdienstorden bekommt.

In jedem Fall sollte der Patient mit seinem Zahnarzt die Möglichkeit einer Amalgambelastung individuell prüfen.

3.2.4.5 Amalgamsanierung und Gift(Toxin)ausleitung

Bei Verdacht auf eine Amalgamunverträglichkeit, einer vorliegenden Allergie, aber auch, wenn der Patient keine Symptomatik aufweist, sollte Amalgam stets sehr vorsichtig und sorgfältig entfernt werden. Je nach individueller Belastung des Patienten sollte das Amalgam füllungs- oder quadrantenweise herausgenommen werden. Während der Schwangerschaft sollte nicht mit einer Amalgamsanierung begonnen werden. In jedem Fall, auch wenn mit einer Art „Auffangnetz" aus Gummi (Kofferdam) beim Herausbohren das Amalgam aufgefangen werden soll, wird der Magen-Darm-Trakt vorübergehend belastet. Diese Belastung ist im Verhältnis zu den Belastungen mit elementarem Quecksilber und Quecksilberdampf gering, da es sich um gebundenes Quecksilber handelt (siehe S. 77). Bei Patienten, die eine starke Darmbelastung, wie eine Kolitis oder Morbus Crohn, haben, sollte man jedoch entsprechend noch vorsichtiger sanieren. In jedem Fall ist auf Dauer die Belastung durch Quecksilber im Mund größer als die vorübergehende Belastung beim Herausbohren.

Bei allen Patienten kann man nach dem Entfernen des Amalgams bei Urin- und Speichelproben einen drastischen Rückgang der Quecksilberwerte nachweisen.

Den Patienten wird empfohlen, in der Phase der „Amalgamsanierung" viel zu trinken, damit der Körper eine bessere Möglichkeit zur Ausleitung der Toxine (Gifte) bekommt.

Parallel zur Amalgamsanierung im Mund sollte der Patient entsprechende Medikamente, meist in homöopathischer Form, Nahrungsergänzungsmittel etc., vom Arzt verordnet, einnehmen. Als viel diskutiertes Ausleitungsmittel sei hier auch das Dimaval genannt. Es bindet Schwermetalle, die dann mit dem Harn ausgeschieden werden. Leider werden mit dem Dimaval nicht nur Quecksilber, sondern auch andere, oft lebenswichtige Metalle, ausgeschieden. Die Beurteilung, ob und in welchem Fall man also dieses Medikament anwenden sollte, muß sehr streng und stets vom Arzt vorgenommen werden.

Ich persönlich ziehe die sanftere Unterstützung der Ausleitung mit homöopathischen Mitteln nach Möglichkeit vor. Inwieweit sich tatsächlich im Gewebe abgelagertes Quecksilber teilweise oder völlig mobilisieren und ausscheiden läßt, ist noch nicht geklärt. Es wird diskutiert, daß in Niere und Leber gespeichertes Quecksilber eher abzubauen ist als das im Zentralnervensystem angelagerte.

Die Dosierung muß sehr individuell bestimmt werden, wie auch die unterschiedlichsten körperlichen Reaktionen festzustellen sind. Auch hier stehen der Naturmedizin wieder Testmöglichkeiten mit den entsprechenden Geräten und Verfahren zur Verfügung (siehe Kapitel 9). Bei zu hoher Dosierung der Ausleitungspräparate kann es z. B. zu Hauterscheinungen, Kopf- und Rückenschmerzen kommen. Solche „Entgiftungstherapien" ziehen sich meist über Wochen und Monate hin.

Man kann auch aus dem eigenen, aus dem Mund entfernten Amalgam ein „isopatisches" Mittel herstellen (Isopathie siehe Kapitel 9). Das Amalgam wird potenziert. Der Patient nimmt es in Form von Tropfen ein.

3.3 Das Resümee aus naturheilkundlicher Sicht

Die Naturheilkunde geht von einer völlig anderen Grundauffassung aus. Wie im Eingangskapitel dargelegt, sollten wir wissen, daß jede Antwort auf die jeweilige Fragestellung vorprogrammiert ist. Es kommt halt immer auf den Standort des Fragenden an und auf das, was er erfragt. Im Zeitalter von Relativitätstheorie und Quantenphysik gilt nur das als wissenschaftlich erwiesen, was reproduzierbar ist. Genau in diesem Sinn verhält sich die Schulmedizin. In einem stark vernetzten ökologisch-biologischen System können aber nicht alle dynamischen Prozesse erfaßt werden, die Komplexität ist zu groß. So muß der subjektiven Wahrnehmung jedes einzelnen Patienten Rechnung getragen werden. Das geltende Wissenschaftsmodell ist der Rahmen, in dem sich die Behandlung abspielt; für den Patienten existieren aber seine eigenen persönlichen Erfahrungen und Beschwerden, die er jeden Tag neu erlebt. Es ist der übliche Konflikt zwischen Theorie und Praxis. Persönliche Wahrnehmungen — wie das Wort schon sagt — sind aber genauso wahr und real wie ein ferner wissenschaftlicher Beweis, wenn sie auch für andere nicht nachvollziehbar sind.

Deswegen sollte man vorbeugend schon bei aufkommendem Verdacht auf eine eventuell mögliche Schädigungen durch Amalgam sich für einen anderen Werkstoff entscheiden. Das bedeutet nicht, daß auf Kosten der Solidargemeinschaft sofort die „Super-Ersatzlösung" geliefert werden kann. Aber so macht man sich zumindest auf den Weg, sie zu suchen. Es bedeutet auch nicht, daß die morgen gefundene neue Lösung ohne Gefährdung wäre. Letztlich hilft nur die Erkenntnis, daß jede Füllung Ersatz ist. Alles, was nicht körpereigen ist, kann Schäden verursachen. Die Eigenverantwortung des Patienten zur Prophylaxe ist hier die beste Lösung. Wenn der Verdacht besteht, daß bestimmte Krankheitssymptome durch Amalgam hervorgerufen werden, sollte der Patient mit seinem Zahnarzt nach Alternativen suchen.

Alle Dinge mit denen unser Organismus in Wechselbeziehung steht, haben ihre unterschiedliche Wirkung, abhängig jeweils von der Dauer der Einwirkung und der aufgenommenen Menge (siehe auch Kap. Homöopathie). So muß man bei Amalgamfüllungen, wie natürlich auch bei jeder anderen Füllung, einkalkulieren, daß sie für Jahre eingebunden sind in ein stets sich wandelndes offenes biologisches System.

Letztlich ist auch nur so die unterschiedlichen Wirkung auf die einzelnen Menschen zu verstehen. Die Reaktion des Organismus, — wie und wann er reagiert und ob er überhaupt reagiert — ist ein sehr individuelles Problem. Jeder Mensch ist für sich in seiner Komplexität so einzigartig, daß sinnvolle Vergleiche kaum möglich sind.

Die Naturheilkunde bietet mit ihren unterschiedlichen Testmöglichkeiten eine Chance für den Patienten, seine individuelle Verträglichkeit auf die einzelnen Werkstoffe herauszufinden. Zudem kann sie versuchen, den Organismus auf entsprechende Materialien vorzubereiten. Die Frage ist aber, ob sie den Organismus dazu bringen sollte, Gifte zu tolerieren oder ob es nicht sinnvoller ist, nach Alternativen zu suchen.

Daß heute immer mehr Menschen auf Amalgam sensibel reagieren, beruht sicher auf einem Summationseffekt. Insgesamt ist die Allergiebereitschaft und Sensibilität der Bevölkerung auf andere Stoffe auch gestiegen. Warum sollte das Quecksilber eine Ausnahme sein? Leider kann niemand sagen, wann beim einzelnen dieser Summationseffekt auftritt. Heute kann derselbe Patient das Quecksilber noch tolerieren, morgen kann es schon zu einer starken Belastung geworden sein. An dieser Stelle möchte ich auch noch einmal festhalten, daß jede für den Organismus störende Füllung sich auf alle Organe, die auf dem entsprechenden Meridian liegen, auswirken kann (siehe Kap 1).

In der Regel wird die Goldfüllung im Moment noch als die beste zahnmedizinische Versorgung betrachtet. Ihre Allgemeinverträglichkeit ist für die meisten Menschen gut. Aber es gibt immer Materialien, die von einem Patienten vertragen werden, von anderen nicht. Sie müssen individuell getestet werden. Oft ist es günstig, zwei verschiedene Testmethoden anzuwenden, um das Ergebnis noch mehr zu verifizieren.

4 Prothetik

Gerade in der Prothetik ist Basiswissen für den Patienten wichtig, damit er bei einer notwendigen prothetischen Versorgung mitentscheiden kann. Man erlebt immer wieder Patienten in der Praxis, die über das, was in ihren Mund eingebaut wurde, nichts Genaues wissen. Beim Autokauf ist der Bürger meist besser informiert.

4.1 Basiswissen

Von Prothetik spricht man in der Zahnheilkunde immer dann, wenn ganze Zähne ersetzt werden – durch Brücken, Teilprothesen, Vollprothesen – oder wenn Zahnsubstanz durch Kronen geschützt wird. Viele wichtige Aspekte, die im Kapitel Zahnerhaltung besprochen wurden, finden sich auch hier wieder.

Narben: Wird ein Zahn zur Aufnahme einer Krone bzw. Brücke beschliffen, so setzen wir ebenso wie bei der zahnerhaltenden Füllungstherapie eine Narbe. Diese kann zu Störungen auf den Energiebahnen (Meridianen) führen (siehe Kapitel 1).

Säure: Füllungen erhalten Unterfüllungen aus Zement, ebenso werden Kronen und Brücken mit Befestigungszement eingesetzt und befestigt. Dabei haben wir einen ebenso störenden Säureangriff im Bereich der Dentinkanälchen wie bei der Füllungstherapie.

Schleifen: Allen Patienten, denen die Ästhetik sehr wichtig ist, sei gesagt, daß für eine „weiße Krone" der Zahn stärker beschliffen wird. Hier muß für Metalldicke und Keramikdicke Platz geschaffen werden, daher wird entsprechend mehr lebendiges Gewebe zerstört. Die Auswirkungen des Schleifvorgangs sind also auch schädlicher: Man kommt näher an den Hauptnerven (Pulpa), die Säure im Befestigungszement kann stärker auf die Pulpa einwirken, der gesamte Zahn reagiert sensibler.

Metalle: In der Prothetik werden zahlreiche verschiedene Metalle verwendet. Alle Dentalmetalle sind Legierungen. Es gibt so viele unter-

Zusammensetzungen

Massenanteile (in %)

Legierung	Au + Pt-Gruppenmetalle (PGM)	Au	Pt	Pd	Ag	weitere Edelmetalle	Cu	Sn	Zn	In	Ga	weitere NEM
Hochgoldhaltige Legierungen (nicht aufbrennfähig)												
Degulor® A	88,6	87,5		1,0	11,5	Ir 0,1						
Degulor® B	80,5	75,7	1,4	3,3	15,0	Ir 0,1	4,1		0,4			
Degulor® S	81,2	79,3	0,3	1,6	12,3		5,5		1,0			Ta 0,1
BiOcclus inlay	88,2	83,3	4,8		10,0	Ir 0,1			1,8			
Degulor® C	78,5	74,0	2,4	2,0	13,5	Ir 0,1	7,0		1,0			
Biocrown IV plus	79,7	71,0	7,4		11,6	Ir 0,2/Rh 1,1	8,2		0,5			
Degulor® NF IV	86,0	71,0	12,9	2,0	10,0	Ir 0,1			4,0			
Degulor® M	76,5	70,0	4,4	2,0	13,5	Ir 0,1	8,8		1,2			
Degulor® MO	75,5	65,5	8,9	1,0	14,0	Ir 0,1	10,0		0,5			
Goldreduzierte Legierungen (nicht aufbrennfähig)												
Stabilor® G	63,7	58,0	0,1	5,5	23,3	Ir 0,1	12,0		1,0			
Stabilor® GL	64,5	60,0	0,9	3,5	22,5	Ir 0,1	12,0		1,0			
Stabilor® NF IV	65,0	55,0		9,9	29,0	Ir 0,1		1,0		4,0		
Stabilor® IV plus	66,7	62,2	4,4		22,5	Ir 0,1	9,8		1,0			
Duallor® G	63,0	55,0		7,9	25,0	Ir 0,1	11,6		0,4			
Silber-Palladium-Legierungen (nicht aufbrennfähig)												
Palliag® M	29,5	2,0		27,4	58,5	Ir 0,1	10,5		1,5			
Palliag® NF IV	40,0			39,9	52,0	Ir 0,1			2,0	4,0	2,0	
Hochgoldhaltige Legierungen (aufbrennfähig)												
Degudent® G	98,0	86,0	10,4				Rh 1,6			1,5			Ta 0,5
Biobond® III	99,0	82,6	16,1				Ir 0,3			1,0			
Degudent® GS	98,0	86,0	9,7	2,2			Ir 0,1			2,0			
Degudent® H	97,4	84,4	8,0	5,0						2,5			Ta 0,1
Degudent® U	96,1	77,3	9,8	8,9	1,2	Ir 0,1	0,3	0,5	1,5			Re 0,2; Fe 0,2
Degudent® U 94	94,6	76,0	9,6	8,9	2,5	Ir 0,1	0,3	0,8	1,5			Ta 0,2; Re 0,2
Degunorm®[1]	82,9	73,8	9,0		9,2	Ir 0,1	4,4		2,0	1,5		
Degudent® LTG[1]	80,5	73,1	1,5	5,8	16,0	Ir 0,1		0,5	3,0			
DG 88	97,9	80,6	17,0				Ir 0,3			1,9			Ta 0,2
Degutan	97,9	80,2	4,0	13,5			Ir 0,2		2,1			
BiOcclus 4	97,5	85,8	11,0				Rh 0,7			0,5	1,7		Ta 0,3
Biobond® SG IV	97,9	83,7	13,2				Rh 1,0			0,5	1,3		Ta 0,3
BiOr 17	98,3	98,3											Ti 1,7
Goldreduzierte Legierungen (aufbrennfähig)												
Degubond® 4	78,7	49,6		29,0	17,5	Ir 0,1	3,0			0,5		Ta 0,1; Re 0,2
Degudor	89,8	55,1		34,5		Ir 0,2	9,0			1,2		
Deva® 4	89,8	51,1		38,5		Ir 0,2	9,0			1,2		
Verinor®	88,5	53,2		35,1		Ru 0,2		0,6	6,6	1,5		Co 2,8
Palladium-Basis-Legierungen (aufbrennfähig)												
Degupal® G	82,3	4,5		77,3	7,2	Ru 0,5	4,0				6,0	Ge 0,5
Depalor	87,9	17,0	1,0	69,4		Ru 0,5	4,0		2,0		6,0	Ge 0,1
Bond-on 4	82,5	1,0	1,0	79,7		Ru 0,8	5,0	6,5			6,0	
Pors-on 4	58,0			57,8	30,0	Ru 0,2	6,0	2,0	4,0			
Pors-on plus	63,1	15,5		47,5	27,5	Ru 0,1	5,8	1,3	2,3			
Degustar F	52,0			51,9	38,0	Ru 0,1	7,5	1,0	1,5			
Edelmetalldrähte												
Degulor®-Draht	75,0	65,0	8,9	1,0	13,0	Ir 0,1	11,5		0,5			
Degulor® i-Draht	86,0	78,0	6,9	1,0	14,0	Ir 0,1						
Permador	100,0	60,0	24,9	15,0								
Kobalt-Chrom-Legierungen für die Modellgußtechnik												
Biosil® I	Co: 62,5			Cr: 30,5		Mo: 5,0		Si: 1,0		Mn: 0,4		C: 0,3 N: 0,3
Biosil® f	Co: 64,8			Cr: 28,5		Mo: 5,3		Si: 0,5		Mn: 0,5		C: 0,4

Tab. 7: Dentallegierungen Degussa

Au = Gold; Pt = Platin; Pd = Palladium; Ag = Silber; Cu = Kupfer; Sn = Zinn; Zn = Zink; In = Indium; Ga = Gallium; Ir = Iridium; Rh = Rhodium; Ru = Ruthenium Ta = Tantal; Fe = Eisen; Co = Kobalt; Ge = Germanium; Cr = Crom; Mo = Molybdän; Si = Silizium)

schiedliche Legierungen, daß es für den Laien und oft auch für den Arzt unmöglich geworden ist, jede spezielle Zusammensetzung zu kennen. So haben jedes Labor und jeder Arzt meist nur wenige Metalle, mit denen sie schließlich arbeiten. Reine Metalle zu verarbeiten ist in der Zahnmedizin aus technischen Gründen nicht möglich.

Unterschiedliche Größen und Arten von Kronen oder Brücken verlangten bisher unterschiedliche Legierungen. So braucht man für große Brückenkonstruktionen oder Brücken, die mit Keramik verkleidet werden sollen, ein härteres Metall als beispielsweise für Einzelkronen oder Inlays. Es gibt inzwischen auf dem Markt Legierungen, wie z. B. Porta Geo Ti oder Degunorm etc., die für jede Art von Zahnersatz Verwendung finden kann. Sie sind als biokompatibel getestet, d. h. sie vertragen sich mit dem Organismus.

Als Beispiel, wie Metalle zusammengesetzt sein können, soll eine Übersicht über die Dentallegierungen der Firma Degussa dienen.

Die sogenannten Klammerprothesen oder Stahlplatten, herausnehmbarer Ersatz für mehrere fehlende Zähne, bestehen meist aus einer Chrom-Kobalt-Molybdän-Legierung. Auch diese Legierung, die eine Nicht-Edelmetall-Legierung ist, führt nicht selten zu Allergien und Unverträglichkeiten. Man könnte denken, es reiche aus, die Stahlplatte zu vergolden, aber so ist das Problem leider nicht zu lösen. Besonders, wenn sich weitere Metalle im Mund befinden, löst das galvanische Element innerhalb kürzester Zeit die schützende Goldschicht auf.

4.2 Wie sieht die Naturheilkunde das Metallproblem? Sind alle Metalle gleich gut verträglich?

Die Naturheilkunde hat mit ihren Testmethoden und aufgrund spezieller Beobachtungen von Symptomatiken, die sich bei Patienten zeigen, herausgefunden, daß nicht alle Metalle gleich gut verträglich sind.

Neben der Amalgamproblematik ist in der Naturheilkunde in der letzten Zeit vor allem das Metall Palladium — und damit alle Legierungen, die Palladium enthalten — heftig diskutiert worden. Palladium hat in zahlreichen Fällen zu Allergien geführt. Man beachte dabei, daß eine

Legierung als palladiumfrei gilt, wenn der Palladiumanteil unter 2% liegt!

Trotz des geringen Anteils können sich Symptome einstellen, die typisch sind für eine Reaktion auf Palladium. Beispiele sind

- rheumatische Beschwerden
- neuralgiforme Beschwerden (Ischialgien)
- motorische Schwäche
- Reizbarkeit
- Hautprobleme (Juckreiz)
- Bauchbeschwerden.

Wenn der Patient eines oder mehrere Symptome zeigt, sollte man die Legierung mit den entsprechenden naturheilkundlichen Testverfahren am Patienten austesten. Bei den recht allgemein gestalteten Symptomen muß man andere mögliche Krankheitsbilder aus- bzw. abgrenzen. Das ist selbst für den naturheilkundlich arbeitenden Zahnarzt nicht immer einfach. Nicht jeder, der eines oder mehrere dieser Symptome aufweist, hat unbedingt eine Palladiumunverträglichkeit. Die Diagnostik ist nicht einfach, da es sich, wie oft beim Amalgam, um ein Geschehen handelt, bei dem verschiedene Faktoren zusammenspielen. Reine Unverträglichkeiten lassen sich leider nicht über das Hautpflaster beim Allergologen testen.

Einen Beweis für eine Unverträglichkeit kann die Schulmedizin nicht liefern. Der naturheilkundlich behandelnde Zahnarzt wird versuchen, mit einem oder mehreren Testverfahren das im Moment am besten verträgliche Metall für den Patienten zu finden. Bei Verträglichkeitstests schneiden meist die gelbgoldhaltigen besser ab als die Legierungen mit Platin. Abzuraten ist von den Nicht-Edelmetall-Legierungen, Metallen mit geringem Edelmetallanteil und palladiumhaltigen Legierungen.

In jedem Fall muß sich auch hier der Patient darüber im klaren sein, daß jeder Werkstoff Wirkungen auf den Körper zeigt. Der Organismus wird in irgendeiner Form auf den Fremdstoff reagieren, auch wenn wir uns dessen nicht immer bewußt sind. Wir müssen bedenken, daß dentale Werkstoffe für Monate und Jahre in ein biologisches System eingebaut werden. Die von ihnen ausgehenden Schwingungen wirken ständig auf den Organismus. Dazu kommt, daß zunehmende Umweltbelastungen

Streß auslösen. Es ist anzunehmen, daß in naher Zukunft die Sensibilisierung auf Fremdstoffe immer mehr zunehmen wird und die Toleranzgrenze gegenüber dentalen Werkstoffen sinken wird. In jedem Fall bleibt selbst der am besten verträgliche Werkstoff immer ein Kompromiß.

Was für die Metalle in der Prothetik gilt, gilt ebenso für die dort verarbeiteten Kunststoffe. Es werden dort je nach Art der Arbeit mehrere Kunststoffe eingesetzt, die sich in Farbe und Zusammensetzung von den in der Füllungstherapie verwendeten unterscheiden. Da die in der Prothetik verarbeiteten Kunststoffe keinen Kontakt mit dem Dentin (bzw. mit den Odontoblasten) haben, können sie auch die Zähne selbst nicht schädigen. Die prothetischen Kunststoffe kommen nur mit der Mundschleimhaut in Kontakt. Allergien auf Kunststoffe sind bekannt, treten aber selten auf (siehe Kapitel Zahnerhaltung, S. 68ff.). Meist ist die allergieauslösende Substanz der Prothesenfarbstoff. In jedem Fall gilt auch hier, daß Allergie- und Verträglichkeitstests wünschenswert sind, wenn bekannt ist, daß der Patient Probleme mit Allergien hat.

Der naturheilbehandelnde Zahnarzt weiß, daß die Labortechnik bei der Herstellung des prothetischen Ersatzes eine entscheidende Rolle spielen kann. Hier können viele Fehler auftreten. Die Fehlerquelle, der meist am wenigsten Aufmerksamkeit geschenkt wird, liegt in der Metallverarbeitung: Durch das Gießen der Metalle mittels Hochdruckschleudern verändern sich die Metalle und damit ihre Bioresonanz, also ihre Schwingungseigenschaften. Bei Kombinationsarbeiten werden häufig vorgefertigte Teile, die aus unterschiedlichen Metallen bestehen, verwendet, fast immer sind Lötvorgänge nötig. Bei gegen Metalle hochsensibilisierten Patienten können sich bereits geringe Mengen Lötmetall durch körperliche Abwehrreaktionen bemerkbar machen; auch hier können die entsprechenden Testverfahren Sensibilisierungen nachweisen. Daß es nicht einfach ist, nachträglich die schon im Mund eingebauten Metalle zu bestimmen und ihre Verträglichkeit zu testen, muß jedem klar sein. Deswegen sollte bei Neuanfertigungen mit Sorgfalt das jeweils für den Patienten getestete verträgliche Metall verwendet werden. Nach der Versorgung eines Patienten, sei es durch Inlays oder durch Brücken und Prothesen, sollte er einen Prothetikpaß erhalten, in dem die verwendete(n) Legierung(en) aufgeführt werden. Auf diese Weise können auch nach dem Einbau in den Mund noch Verträglichkeitstests durchgeführt werden, da man ja das verwendete Metall kennt.

4.3 Was sind Mundstrommessungen?

Aus dem Kapitel Zahnerhaltung wissen wir, daß unterschiedliche Metalle im Mund Spannungen aufbauen. Vor allem, wenn edle und unedle Metalle gleichzeitig verarbeitet werden, kommt es zu hohen Potentialdifferenzen.

Diese Potentialdifferenzen lassen sich mit einer Mundstrommessung feststellen. Das Verfahren besteht darin, daß zwischen verschiedenen Punkten der Mundhöhle (Schleimhaut − Metall; Metall − Metall) mit einem Meßgerät Ströme bzw. Spannungen gemessen werden. In der Regel ergibt sich zwischen edlem und unedlem Metall bzw. auch zwischen Amalgamfüllungen ein hoher Stromwert, der die Normwerte (Messungen im Mund ohne Metalle) überschreitet.

Haben wir keine Metalle im Mund, sondern nur Kunststoff oder Keramik, so liegen die Spannungs- und Stromwerte meist sehr niedrig. Die Wirkung eines über Wochen, Monate und Jahre bestehenden Spannungsfeldes im Kopfbereich auf sensible Patienten sollte nicht unterschätzt werden. Auch wenn es noch viele Stimmen gibt, die eine negative Wirkung abstreiten, so mehren sich aus anderen Bereichen der Umwelt die Experten, die elektrische Spannungsfelder (Hochspannungsmasten, Mikrowellen, Handys etc.) als Dauerbelastung für gesundheitlich schädlich ansehen (siehe auch Kap. 1, Physikalische Grundlagen, S. 50ff.). Auch die Krankenkassen werden vorsichtig. Neuerdings soll auf ausdrückliches Verlangen der Krankenkassen jeder Zahnarzt seine Patienten auf diese Problematik aufmerksam machen. Was von Installateuren schon lange beachtet wird, nämlich möglichst keine unterschiedlichen Metalle in das Leitungsnetz einzuarbeiten, sollte auch von Arzt (auch Allgemeinarzt) und Patient beachtet werden.

Um zu wissen, daß zumindest zwischen edlen und unedlen Metallen ein beträchtlich höherer Strom fließt bzw. eine höhere Spannung besteht als zwischen gleichen und edlen Metallen, muß man jedoch keine Messung vornehmen. Das sollte Allgemeinwissen sein. Die gemessenen

Werte bieten aber einen Hinweis auf die Verhältnismäßigkeit einer eventuellen Belastung. Man kann aber nicht zwingend davon ausgehen, daß bei geringer Mundstrombelastung auch die Belastung des Organismus durch das störende Metall gering ist. Die Mundstrommessung liefert keinen Hinweis auf die tatsächliche (Gift-)Belastung eines Organismus (z.B. mit Amalgam, Palladium etc.). Diese Zusammenhänge sollten Patienten und Ärzten klar sein. Die Wahl der richtigen Materialien gehört zu einem vernünftigen Prophylaxedenken.

4.4 Endodontie – Wurzelbehandlungen

Kommen wir nun noch einmal auf die im Kapitel „Zahnerhaltung" angedeuteten Probleme der Kariesbehandlung zurück. Auch hier möchte ich zunächst einiges Basiswissen vermitteln.

4.4.1 Basiswissen

Bisher haben wir uns mit der Behandlung von Karies befaßt, die sich noch kurz vor dem Hauptnerven, der Pulpa, befindet. Sehr häufig aber haben wir den Fall, daß die Bakterien bereits den Hauptnerven befallen

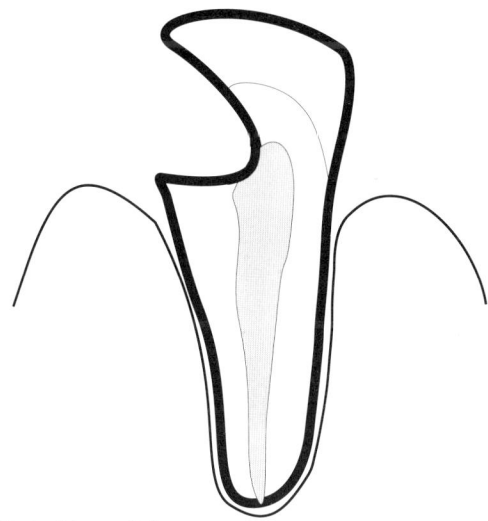

Abb. 41: Tiefe Karies bis zur Pulpa

haben und in ihm bis zur Wurzelspitze wandern, um dort am Übergang der Wurzelspitze zum Knochen eine Entzündung hervorzurufen. Oft reagiert der Organismus mit der Bildung einer Zyste, um die Entzündung einzukapseln.

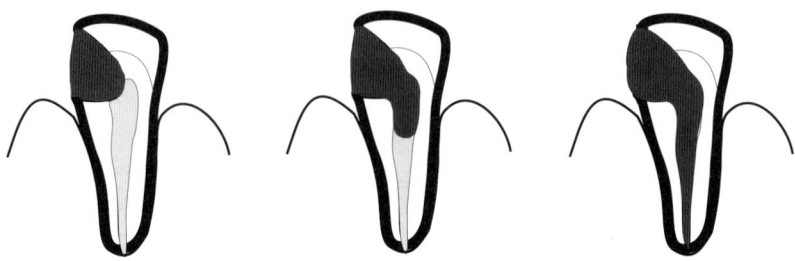

Abb. 42: Tiefe Karies greift die Pulpa an und zerstört sie

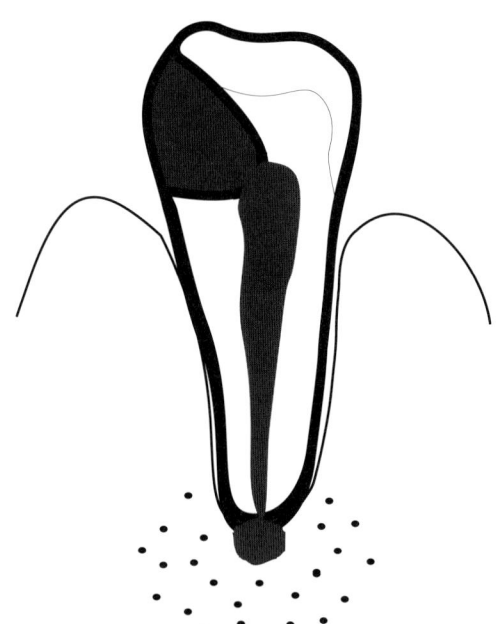

Abb. 43: Entzündung im Knochen, hervorgerufen durch Kariesbakterien in der Pulpa

Es kommt aber auch vor, daß nach einer tiefen Kariesbehandlung und der Füllungstherapie die Restbakterien (siehe Kapitel Zahnerhaltung), die oft bleiben, schon unbemerkt in den Pulpabereich eingewandert sind und dort Monate oder erst Jahre später Entzündungen verursachen.

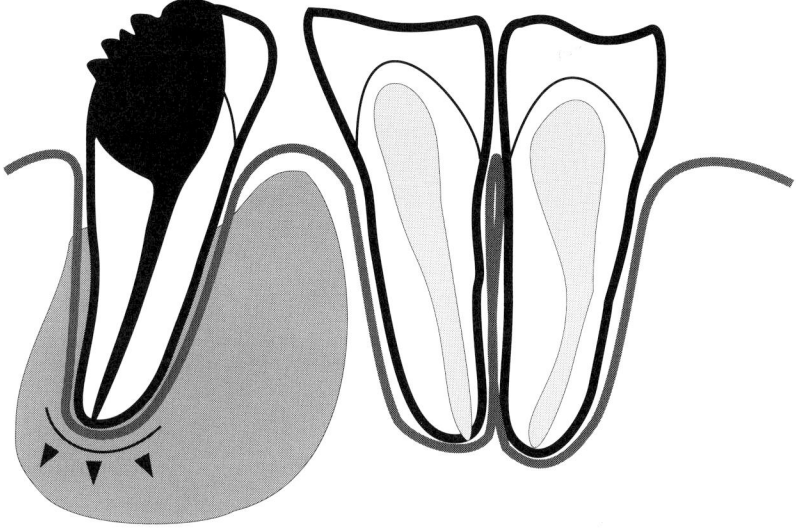

Abb. 44: Zyste

4.4.2 Wie kann es zu Entzündungen unter Kronen und Brücken kommen?

Für den Patienten ist die Situation oft unerklärlich, da dieser davon ausgeht, daß der Zahn mit einer Füllung bestens versorgt ist. Auch unter Kronen und Brücken können Entzündungen entstehen, da in der Regel ja nur Zähne überkront werden, die entsprechend vorgeschädigt sind, das heißt, einen entsprechend großen Defekt aufweisen.

So liegt hier eine weitreichende Problematik: Kariesfreie Zähne werden in der Regel nicht überkront, stark mit Karies behaftete Zähne bzw. solche mit großen Füllungen können auch nach einer Behandlung durchaus noch zu Problemen führen. So ist fast jede Krone bzw. Brücke ein mehr oder weniger großes Risiko, das weder für den Zahnarzt noch für den Patienten voll abzuschätzen ist.

4.4.3 Was sind „tote Zähne"?

Bei einer tiefen Karies oder wenn die Karies den Hauptnerven und den Wurzelbereich befallen hat, kann der Arzt versuchen, diesen Zahn mit einer Wurzelfüllung zu versehen. Befallene Wurzelkanäle werden gesäubert, das heißt, das kranke Nervengewebe wird entfernt, Blutbahnen werden unterbunden, Entzündungen, meist an der Wurzelspitze, medikamentös behandelt. Anschließend bekommt der Pulpenhohlraum eine Wurzelfüllung. Die Materialien, die in den letzten Jahrzehnten für Wurzelfüllungen verwendet wurden und zum Teil heute noch verwendet werden, sind oft diskutiert worden. Über ihren Sinn und Unsinn streiten sich immer wieder Schulmediziner wie Naturheilkundler. Ihre Anzahl ist schier unendlich groß und stellt den naturheilkundlich arbeitenden Zahnarzt immer wieder vor ein Problem, wenn es gilt, die Frage nach der individuellen Verträglichkeit einer schon vorhandenen Wurzelfüllung beim sensiblen Patienten zu beantworten. Das am meisten verwendete traditionelle Material ist auch heute noch Guttapercha. Rohguttapercha enthält ca 30% Harze und 70% Kautschukkohlenwasserstoff, ist also damit ein Abkömmling des Naturkautschuks. Es wird in Form von Stiften gebraucht, die in den Kanal eingeführt werden, um diesen zu verschließen. Als Beispiel für eine Wurzelfüllpaste ist das AH 26 zu erwähnen. Dieses setzt in Spuren Formaldehyd frei, enthält 25% Hexamin, 60% Wismutoxyd, 5% Titandioxid und 10% metallisches Silber. Seit neuem sind aber auch formaldehydfreie Präparate auf dem Markt.

Oft werden in die Wurzelkanälchen zusätzlich Metallstifte auch unterschiedlicher Legierungen eingeführt, um dem toten, sehr spröden Zahn zusätzliche Stabilität zu verleihen.

4.4.4 Worin liegt nun die Problematik eines toten bzw. wurzelgefüllten Zahns?

Die Naturheilkunde sieht in den toten Zähnen eine der weitreichenden Problematiken der Zahnmedizin. Bei einem toten Zahn wird das lebendige Gewebe nicht mehr mit Nahrung versorgt. Blut, Abwehr- und Nervenzellen sowie die Pulpa (siehe Kap. Zahnerhaltung) sterben ab. Der Zahn wird spröde und bricht leicht. Ein Problem liegt zum einen darin, daß die Wurzelkanäle oft kleine Abzweigungen aufweisen, vor allem im unteren Drittel einer Zahnwurzel, und dadurch dem Zugriff und somit einer konventionellen Säuberung nicht zugänglich sind.

Dort können Bakterien verbleiben und Entzündungen verursachen.

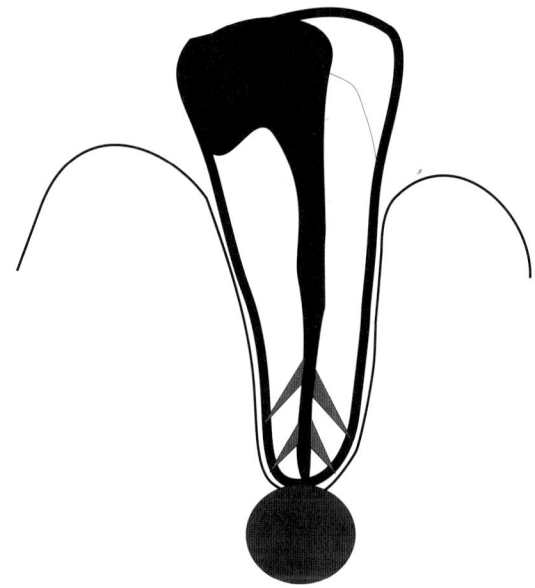

Abb. 45: Wurzelkanal mit Verzweigungen

Das andere große Problem stellen die Dentinkanälchen dar. Wir wissen, daß sie das gesamte Dentin durchziehen. Sie bestehen im Unterschied zum Zahnschmelz bereits zu 28% aus organischem Material. Selbst wenn es dem Zahnarzt gelänge, jede Abzweigung des Hauptnervenkanals zu reinigen und zu füllen, so könnte er mit den traditionellen Methoden kaum das gesamte organische Material aus den Dentinkanälchen entfernen. Organische Bestandteile, hauptsächlich organische Eiweiße, geben nach ihrem Absterben Eiweißzerfallsprodukte, hauptsächlich Mercaptane und Thioäther, ab und können den sensiblen Organismus schädigen.

Nicht zuletzt stellen auch all die zum Teil erwähnten verwendeten Materialien ein Problem dar. Sie werden bis an die Wurzelspitze in den Zahn

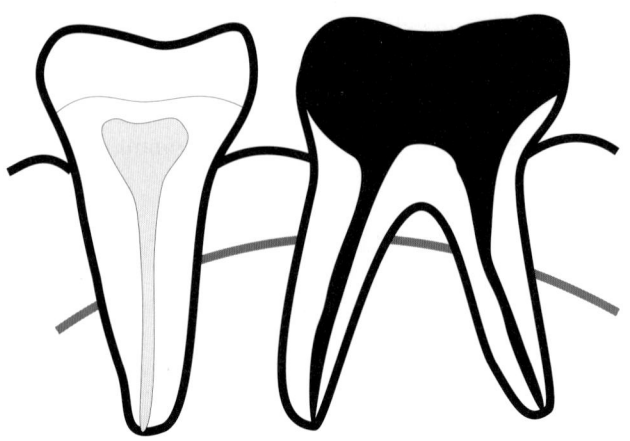

Abb. 46: Wurzeltoter Zahn

eingebracht, haben über Jahre Kontakt zum Knochen und einen entsprechend großen Einfluß auf den Organismus. Der Laie kann sich nun fragen, ob die Einbringung von Wurzelfüllmaterialien überhaupt nötig ist, da doch nur zusätzliche Fremdstoffe in den Organismus eingebracht werden. In der Tat wurde vor Jahren schon mal vorgeschlagen, den Wurzelkanal leer zu lassen. Entsprechende Untersuchungen haben gezeigt, daß in 70% der Fälle keine sichtbaren Entzündungen an der Wurzelspitze auftraten.

Eine systematische zahnmedizinische Untersuchung unter naturheilkundlichen Aspekten an einer größeren Zahl von Patienten auf mögliche Herdwirkungen ist allerdings nie vorgenommen worden. Wenn man allerdings bedenkt, daß man heute mit den traditionell verwendeten Wurzelfüllmaterialien und -methoden in der Zahnmedizin nur eine Dauererfolgsrate von 30% erwartet, dann sollte die oben genannte Möglichkeit wieder diskutiert werden. Schlicht und einfach wird der „Erfolg" des toten Zahns, ohne Störungen im Mund bleiben zu können, im wesentlichen von der individuellen Leistung des Immunsystems abhängen.

Ein von der Human Chemie [Alfeld/Leine, Tel. (05181) 24633] entwickeltes und von der Universität Witten/Herdecke erprobtes Verfahren der Wurzelbehandlung durch Depotphorese mit Kupfer-Kalziumhydroxid ist, wie die Zukunft hoffentlich zeigen wird, ein entscheidender Fortschritt in der Endodontie. Mit diesem Verfahren soll nicht nur der

96

Hauptkanal, sondern das gesamte System der Kanalseitenäste und der Dentinkanälchen sterilisiert und bakterizid versorgt und angeregt werden, sich durch Verknöcherung (Ossifikation) zu schließen.

Über einen Strom wird Kupfer-Kalziumhydroxid durch alle Kanäle geleitet, sie werden im bakteriologischen Sinn sterilisiert und der Verschluß der Kanalöffnungen durch Kupfer-Spuren stimuliert. Da ich in meiner Praxis erst seit einem Jahr mit diesem Gerät arbeite, kann ich die positive Reaktion der Zähne auf die Behandlung bestätigen, aber persönlich noch keine Auskunft über Langzeitergebnisse im Hinblick auf mögliche Herderkrankungen geben. Inwieweit der Organismus sensibler Patienten so behandelte Zähne toleriert und schädigende Wirkungen ausbleiben, ist abzuwarten.

Die nächste wichtige Frage lautet:

4.4.5 Sollten alle „toten" Zähne gezogen werden?

Bevor ich diese Frage abschließend behandle, möchte ich an dieser Stelle einige allgemeine Informationen über Herdwirkungen geben.

„Herdwirkungen sind Gesundheitsstörungen, deren Krankheitsursache nicht mit der Lokalisation der Symptomatik übereinstimmt. Das macht den ersten Verdacht und die Diagnose so schwierig. Auch die Vielfalt der eine Herdstörung auslösenden Faktoren schafft Verwirung.

Herderkrankungen können aus unterschiedlichsten Bereichen des Organismus in andere Körperregionen wirken und dort das Bild einer Primärkrankheit zeigen.

Herde nehmen als Dauernoxe eine zentrale Stellung bei Dysregulationen ein. Verschärft wird diese Tatsache dadurch, daß bei Zivilisationsgeschädigten in einer ‚gefährlichen' Umwelt regelmäßig weitere Belastungen in Form von vielfältigen exogenen Noxen hinzukommen.

Latente Herde können durch vielfältige Einflüsse (Streß, Spitzenbelastung, psychische Störungen, Infekte etc.) jederzeit zu aktiven Herden mit ihren vielfältigen, oft schwer einzuordnenden Beschwerdebildern werden."

(Aus H. D. Gogau, „Herderkrankungen – Ätiologie und Pathogenese", erschienen in: Deutsche Zeitschrift für biologische Zahnmedizin 6, 1990.)

Jeder tote Zahn, wie aber auch jede Narbe am Körper, kann sich zu einem Herd entwickeln. Jeder gefüllte Zahn ist eine Narbe. Im Prinzip

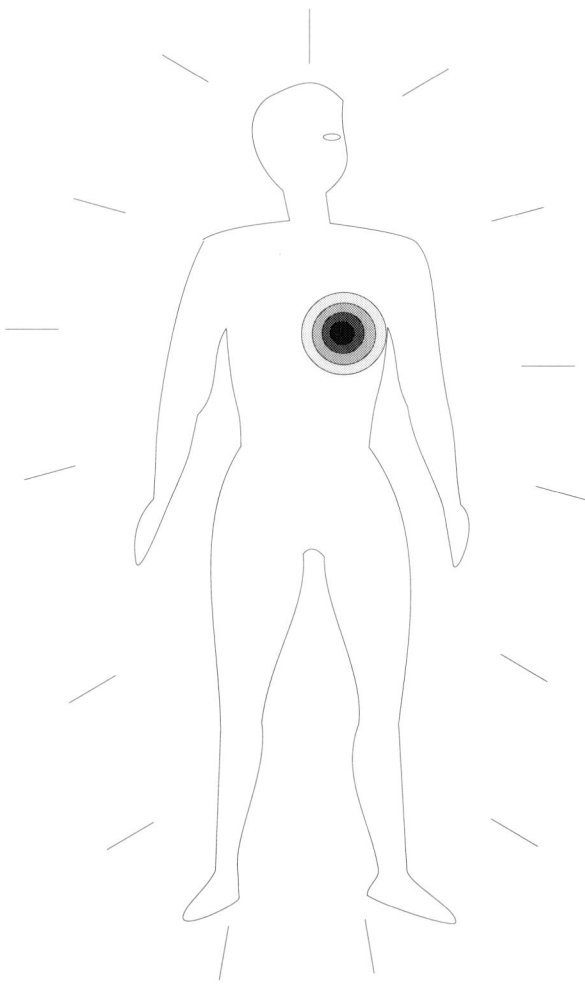

Abb. 47: Gesunder Organismus

kann also auch schon jeder gefüllte Zahn eine Herdwirkung haben. Oft kommt es aber erst durch einen Summationseffekt zu einer Herdwirkung. Stellen wir uns einen gesunden, noch nicht durch Umwelteinflüsse geschädigten Organismus vor, z. B. den eines Kindes.

Hier wird der Organismus die lokale Störung durch tote oder stark gefüllte Zähne mit Hilfe seiner Abwehrkräfte, seines Immunsystems (siehe Kap. 5.6), unter Kontrolle halten. Jeder Organismus ist nun im Lauf seines Lebens allen möglichen schädlichen Einflüssen ausgesetzt. Zum Teil sind es Schädigungen, die er selber verursacht — zum Teil durch eine fal-

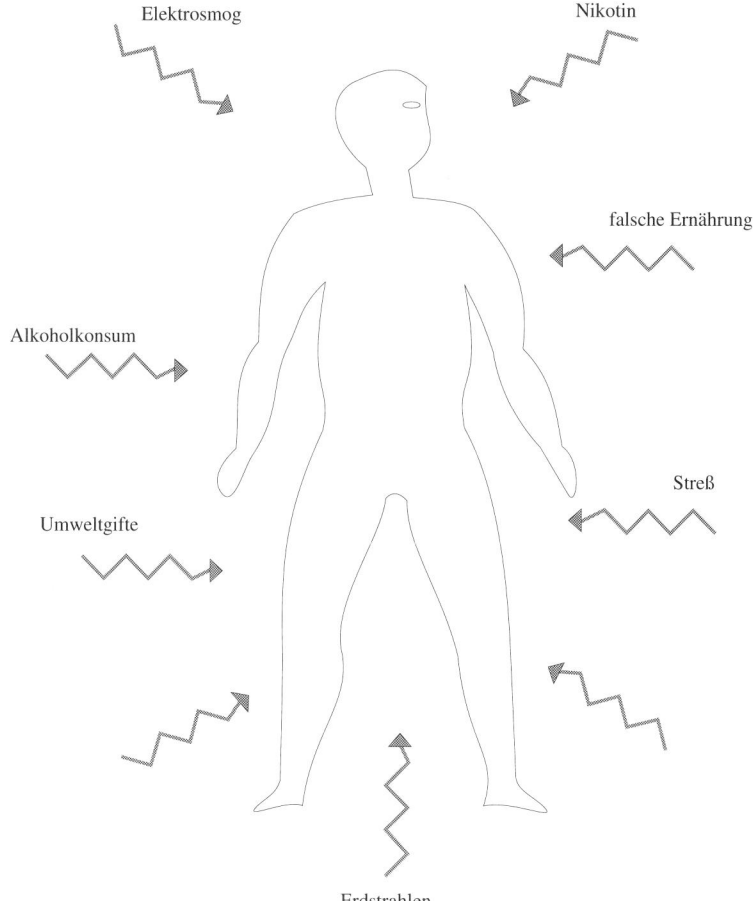

Abb. 48: Schädigende Einflüsse von außen

sche Lebensführung, zum Teil durch Umweltgifte, auf die wir weniger direkten Einfluß haben, wie z. B. Luft, Wasser, Beschaffenheit der Nahrung, Erdstrahlen, atmosphärische Strahlung, Viren, Bakterien etc.

Irgendwann kommt für jeden ganz individuell der Zeitpunkt, an dem das Abwehrsystem überlastet ist. Der Organismus kann die Fülle schädlicher Einflüsse nicht mehr auffangen, und so können die unterschiedlichsten lokalen Störungen sich zu allgemeinen Störungen ausweiten, deren Symptome sich nicht unbedingt am Ort der ursprünglichen Störung zeigen müssen. Solche Herdwirkungen können Störungen z. B. im Zahn-Kiefer-Bereich, im Urogenitalbereich oder auch Unfallnarben sein.

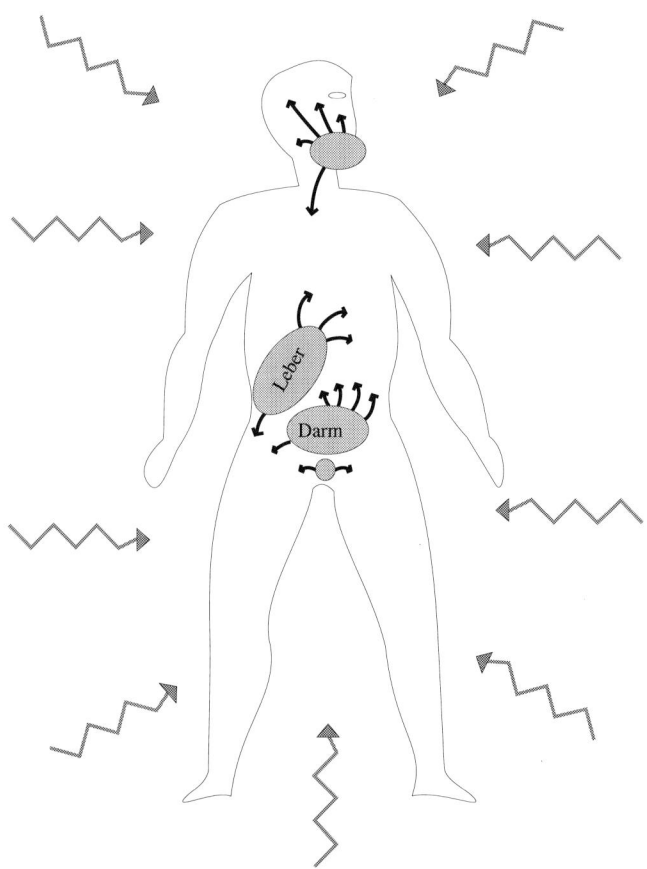

Abb. 49: Allgemeine Störungen

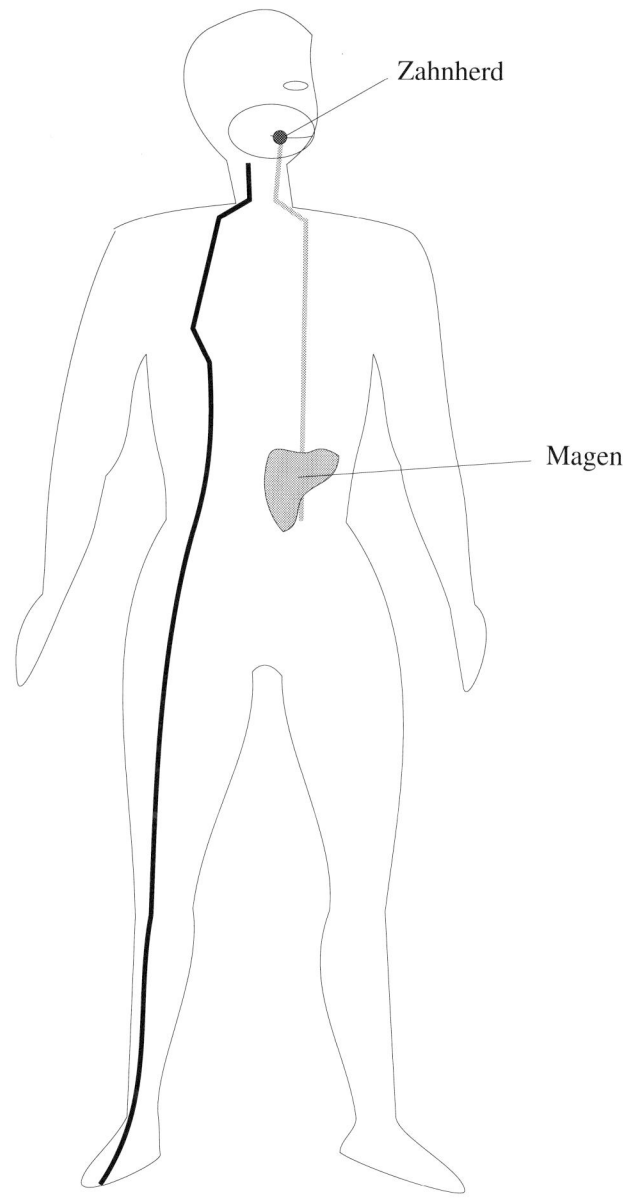

Zahnherd

Magen

Abb. 50: Verbindung zwischen Zahnherd und Somatotopie

Im Kapitel „Verbindungen der Mundhöhle zum Organismus im Speziellen" haben wir gesehen, daß Organe und Zähne auf Energieleitbahnen (Meridianen) liegen. Auch Narben können auf Meridianen liegen und den Energiefluß behindern. Organe und Zähne stehen über die Meridiane miteinander in Wechselbeziehung (siehe auch Kapitel Akupunktur). So können, wie auf Abb. 12 *(Zuordnung Farben – Zähne)* zu sehen, die entsprechenden Prämolaren im Unterkiefer und Molaren im Oberkiefer, die auf dem Magen-Darm-Meridian liegen, z.B. Schilddrüsen-, Magen- oder Knieprobleme auslösen. Welcher Patient oder Arzt denkt aber bei resistenten Knieproblemen sofort an die Zähne? Bei toten Zähnen, die eine Herdwirkung haben, ist das Problem, daß der Zahn selber oft „stumm" bleibt. So ist es für den Patienten oft schwer einzusehen, daß ein solcher Zahn entfernt werden soll. Hier muß der Patient sich klar machen, daß mit dem fehlenden Schmerz die Alarmanlage des Körpers bzw. des Zahns ausgeschaltet ist. Solange das Warnsystem intakt ist, funktioniert in gewissem Sinne das Immunsystem (Abwehrsystem). Ist die Alarmanlage abgeschaltet, können dem Körper unerkannt größere Schäden entstehen.

Bei Herdwirkungen handelt es sich stets um sehr individuelle Probleme. Manchmal hat ein Patient mehrere Herde, in anderen Fällen stellt der Zahn oder auch ein anderer Herd das Hauptproblem dar. Um die Ausgangsfrage zu beantworten: Es wäre sicherlich falsch, alle toten und tief gefüllten Zähne zu ziehen in der Annahme, daß damit alle Probleme oder mindestens das akute, im Vordergrund stehende Problem, beseitigt wären. Das Prinzip ist nicht umkehrbar. Nicht für jede Problematik ist an erster Stelle und ausschließlich der Zahn verantwortlich. In dieser Annahme haben schon manche Ärzte und Patienten Schiffbruch erlitten: Zähne weg – Schmerz bleibt. Auch hier haben wir es wieder mit dem Summationseffekt zu tun. Irgendwann ist das Glas voll, es läuft über – man weiß nur nicht immer, wo der letzte Tropfen hergekommen ist.

Nur eine sehr gründliche Anamnese, ein Abstecken des gesamten Organismus, des ganzen Menschen, kann uns auf die richtige Spur bringen. Dem naturheilkundlichen (Zahn)mediziner sind mehrere Hilfsmittel (siehe Kapitel 9) an die Hand gegeben. Oft reicht es aus, den Organismus aufzubauen, die Blockaden zu lösen und damit den Organismus wieder in eine Eigenregulation zu leiten. Ob und wie lange tote Zähne belassen werden können, richtet sich stets individuell nach dem Allgemeinzustand des Patienten. Weder Arzt noch Patient können wissen, ob in Zukunft der jetzt noch tolerierte Zahn nicht zu größeren gesundheitlichen Störungen führen kann. Die Patienten sollten die Problematik kennen und toten Zähnen stets besondere Aufmerksamkeit zukommen lassen, um entsprechend reagieren zu können.

Schulmedizinisch sind Röntgenuntersuchungen möglich, bei denen man Herde entdecken kann. Blutuntersuchungen zeigen ebenfalls Entzündungsherde im Körper an. Die Naturheilkunde hat ihre speziellen Testmöglichkeiten (siehe Kapitel Naturheilverfahren in der Zahnheilkunde, Kapitel 9), um Herddiagnostik zu betreiben. Der Patient sollte jedenfalls wissen, auf welchem Meridian sich die toten Zähne befinden, um bei therapieresistenten Erkrankungen im entsprechenden Meridianbereich seinen Arzt oder Zahnarzt darauf aufmerksam machen zu können.

5 Parodontologie

Auch hier möchte ich zunächst wieder Basiswissen vermitteln, das gleichermaßen für die Naturheilkunde wie die Schulmedizin gültig ist.

5.1 Basiswissen

Nach der Karies richten die Zahnbetterkrankungen (Parodontopathien) die größten Schäden an. Der Patient hört auch oft Begriffe wie Parodontose oder Parodontitis. In der Medizin werden entzündliche Prozesse mit der Nachsilbe *-itis* bezeichnet, degenerative Prozesse mit der Nachsilbe *-ose*. Im Fall der Zahnbetterkrankungen treten oft beide Erscheinungen gleichzeitig auf. Ein sehr großer Prozentsatz auch junger Patienten leidet heute daran.

Der Zahn sitzt nicht starr im Knochen, sondern ist durch elastische Fasern gleichsam in ihm aufgehängt. Diese elastische Aufhängung kann man auch als Zahnbett beschreiben.

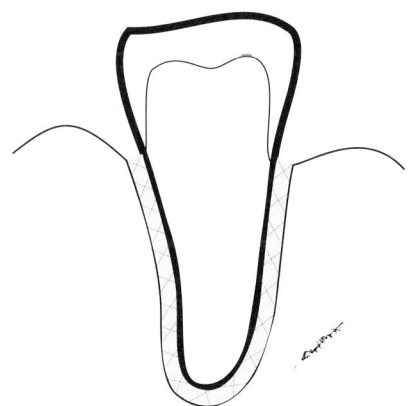

Abb. 51: Zahnhalteapparat

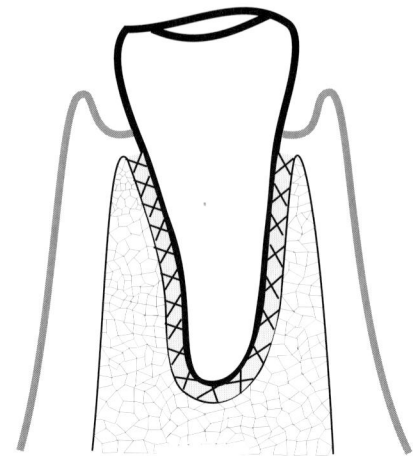

Abb. 52: Parodontitis marginalis superficialis

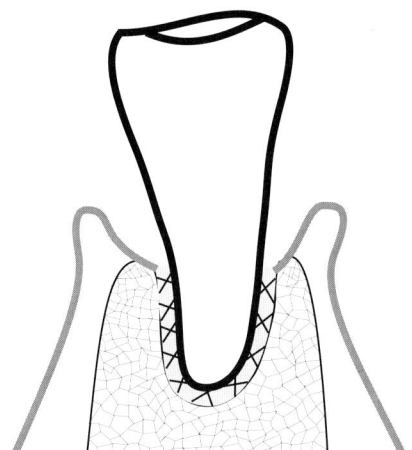

Abb. 53: Parodontitis marginalis profunda

Durch unterschiedliche Faktoren, auf die ich später noch zurückkommen werde, kommt es zunächst meist zu lokalen Entzündungen des Zahnfleischrandes.

Diese kleinen Entzündungen sollte man sehr ernst nehmen. Die Plaque enthält Entzündungszellen, lebende und abgestorbene Bakterien, die den Zahnhalteapparat reizen und so über einen längeren Zeitraum

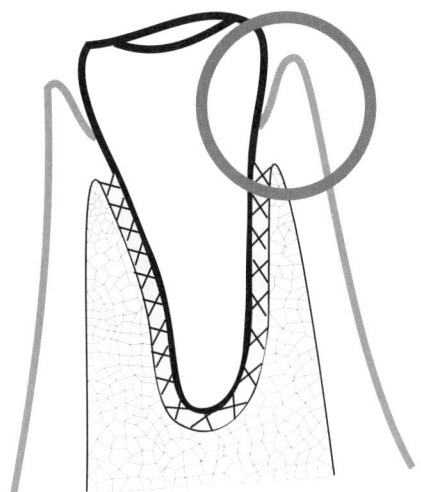

Abb. 54: Zahnfleischvergrößerung

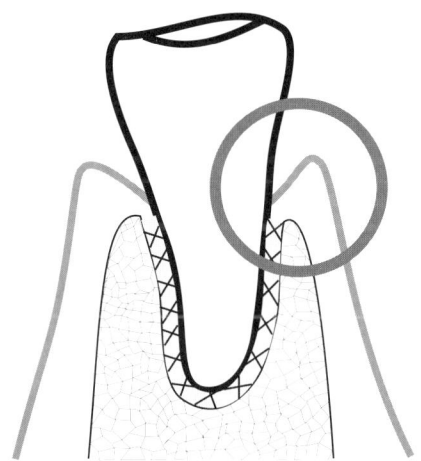

Abb. 55: Zahnfleischrückgang

die Haltefasern des Zahns und schließlich auch den Knochen schädigen, der sich schließlich mehr und mehr abbaut. Für den Laien stellt sich dies oftmals als ein „Längerwerden" der Zähne dar. In Wirklichkeit werden aber nicht die Zähne länger, sondern die Haltefasern und der Knochen bauen sich ab.

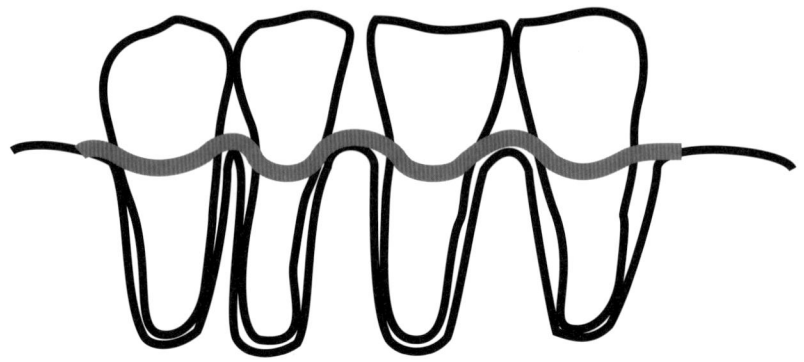

Abb. 56: Entzündung des Zahnfleischsaumes (Gingivitis)

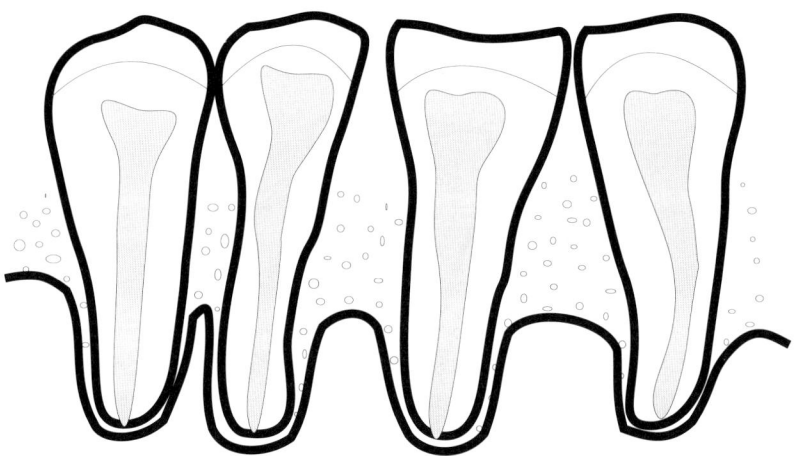

Abb. 57: Degenerativer Knochen- und Zahnfleischabbau (Parodontose)

Oft ist der Schaden so weit fortgeschritten, daß die Zähne gezogen werden müssen; ein aufwendiger Zahnersatz mit all seinen Problemen wird notwendig. Einfacher und angenehmer ist es, beim ersten Verdacht seine Zähne kontrollieren zu lassen. Dann kann die Erkrankung in ihren Anfängen behandelt und aufgehalten werden. Voraussetzung ist allerdings, daß der Patient aktiv an der Behandlung mitarbeitet und alle Therapieanweisungen strikt befolgt.

Wenden wir uns den schädigenden Faktoren zu. In der Schulmedizin werden als Hauptursachen drei Problemkomplexe gesehen:

- Mundhygiene
- funktionelle und mechanische Störungen
- innere (endogene) Störungen.

Die Naturheilkunde bezieht zusätzlich noch

- Streß und
- psychische Belastung

mit ein. Es gibt nicht nur psychischen Streß – jede Störung oder Überlastung des Körpers bedeutet auch physischen Streß für den Organismus. Bei sehr ausgeprägten Zahnbetterkrankungen liegen oft mehrere der genannten Ursachen zugrunde.

5.2 Wieso ist mangelhafte Mundhygiene eine Ursache für Zahnbetterkrankungen?

Mundhygiene dient der Entfernung der Plaque (siehe Kap. 2, Zahnmedizinische Prophylaxe). Die Mikroorganismen in der Plaque verursachen nicht nur Karies, sondern auch Zahnfleisch- und Zahnbetterkrankungen.

Die zunächst weiche Plaque verkalkt (mineralisiert) und wird zu Zahnstein, der relativ fest und rauh ist. Auf ihm lagert sich immer mehr Plaque ab, verkalkt wiederum und der Zahnstein breitet sich aus. Er wächst regelrecht am Zahn herunter aus und schiebt sich zwischen den Zahn, das Zahnfleisch, die elastischen Befestigungsfasern und den Knochen. Mit der Zeit zerstört er den gesamten Halteapparat des Zahns. Durch die Entzündungsreize wird der Knochen abgebaut, der Zahn lockert sich und fällt schließlich aus.

Nur eine sehr gute Mundhygiene, die einwandfrei die Plaque beseitigt, kann dem vorbeugen.

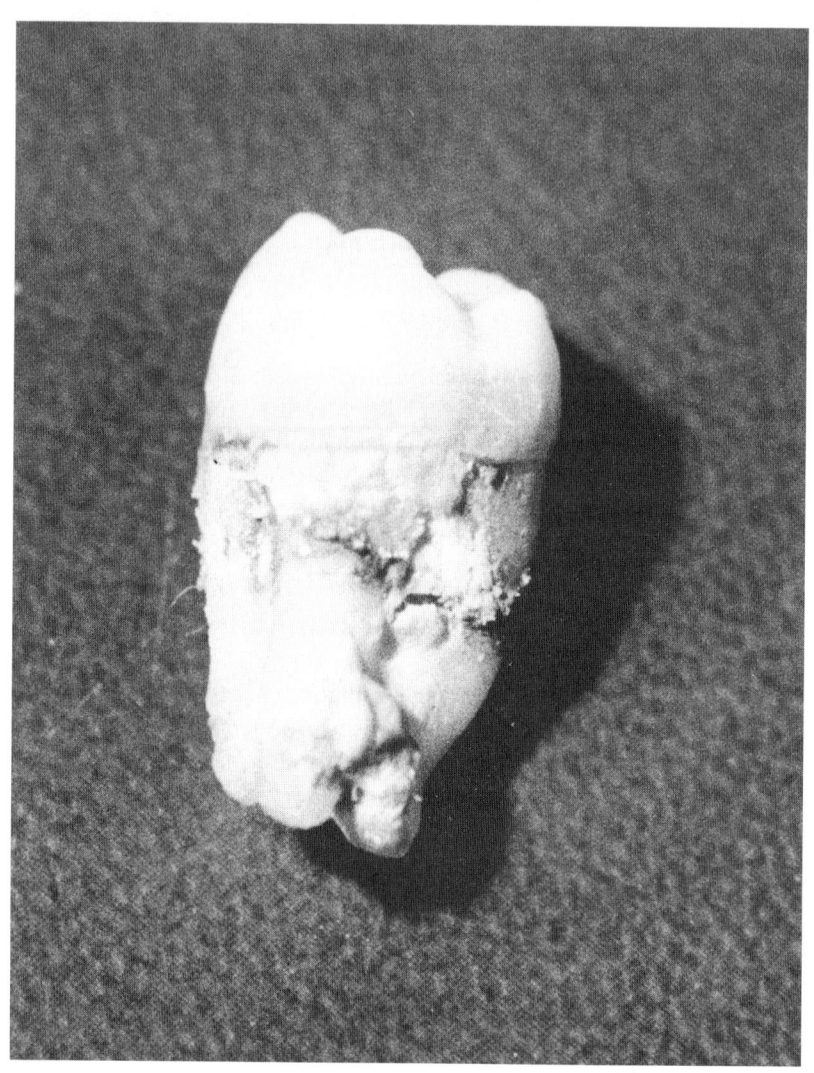

Abb. 58: Zahnstein

5.3 Funktionelle Störungen

Als erste Ursache für Parodontalerkrankungen sollen die funktionellen und mechanischen Ursachen besprochen werden. Ganz gleich, ob man sich für eine naturheilkundlichen oder eine schulmedizinische Behandlung entscheidet, sollte man sie beachten.

Bakterien sammeln sich vorzugsweise in Schmutznischen an, in denen sie ungehindert ihr zerstörerisches Werk ausführen können. Vor allem Füllungen und Kronen mit überstehenden Rändern weisen diese Nischen auf.

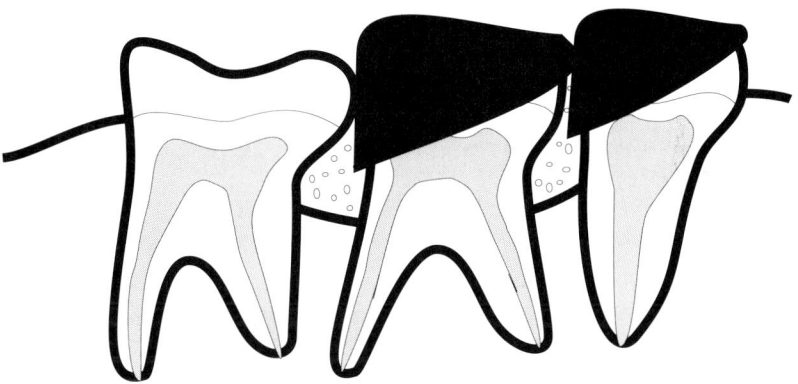

Abb. 59: Überstehende Füllungen

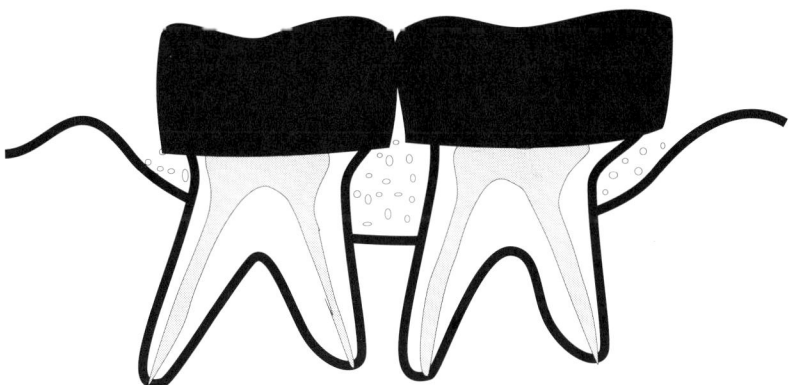

Abb. 60: Überstehende Kronen

Oft bilden sich regelrechte Taschen, die mitunter sehr tief sind, so daß der Patient sie selbst kaum mehr sauberhalten kann.

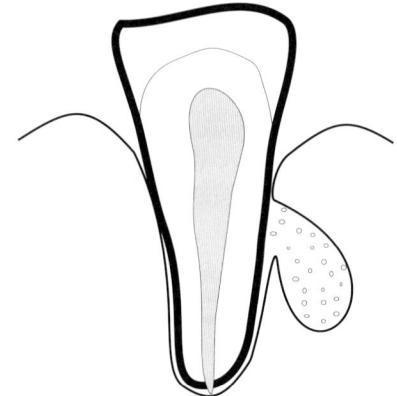

Abb. 61: Parodontalgranulom

Vor allem nach Zahnextraktionen, wenn die Lücke nicht mit einer Brückenkonstruktion versorgt wird, kann es vorkommen, daß die tiefen Taschen und auch der Knochen sich abbauen.

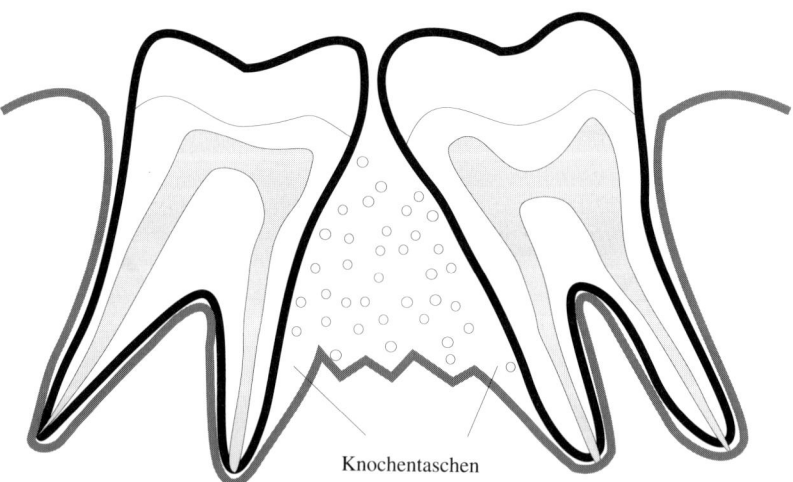

Knochentaschen

Abb. 62: Taschenbildung

Funktionelle .... lungen. Durch Engstand der Zähn....... und zu hohe Füllungen oder Krone....... Zahnfleischentzün-
dungen bis hin .... wird auf jeden Zahn
ein Druck von 6 .... he Kraft auf Dauer
fehlgeleitet wird, ... m muß sich in Balance befinden, d....... nd ausreichend belastet werden. Au....... ständigen Verzehr
zu weicher Nahru....... bbau führen. Hier
auch zeigt sich wi....... edizin − die Balance, das harmoni....... man auf allen Gebieten anstreben s.......

Durch funktionel....... andene Parodontopathien sind nicht....... bbau, der nur an
der Wangen- und Li....... eist falsches und
zu starkes Putzen v....... mit zu hohem
Druck putzt, wirkt ei....... n ein und schädigt diesen (siehe auc.......

Wenn der Laie freil....... , glaubt er, er habe eine
Zahnbetterkrankung (Parodontose oder Parodontitis). Bei dieser Form
des Zahnfleisch- und Knochenschwunds ist aber weder generell das
Zahnfleisch entzündet, noch baut sich fortschreitend der Knochen ab.
Es liegt also keine gefährliche Erkrankung vor, die zum Verlust der
Zähne führt. Im Gegenteil − hier ist das Zahnfleisch oft besonders fest
und entzündungsfrei. Für den Zahnarzt ist es kein Problem, durch einen
kleinen Test festzustellen, ob das Zahnfleisch entzündlich verändert ist.
Geht man mit einer spitzen Sonde um ein gesundes Zahnfleisch, so wird
es nicht bluten und die Sonde wird nicht tief zwischen Zahn und Knochen herabgleiten können. Es gibt keine krankhaft veränderten Taschen.

Gesundes Zahnfleisch ist hellrosa und ähnelt in seiner Struktur einer
Apfelsinenschale; krankes Zahnfleisch verfärbt sich hin zum immer
dunkler werdenden Rot und glänzt.

Oft erkranken nur einzelne Zahngebiete oder einzelne Zähne mit dem
angrenzenden Zahnfleisch. So gibt es Patienten, bei denen nur die Frontzähne, nur die Backenzähne oder nur die 5er (Prämolaren, kleine Molaren) in jedem Quadranten erkranken. In diesen Fällen müssen wir uns

den Organen zuwenden, die dem gleichen Meridian wie die betroffenen Zähne zugeordnet sind. Hier gibt uns der Zahn einen Hinweis auf ein Organ, das in jedem Fall in die Therapie einbezogen werden sollte.

5.4 Welche Rolle spielt der Darm?

Führen Pilzerkrankungen zu Zahnbetterkrankungen?

Der Mund ist der Beginn des Verdauungstrakts. Er steht mit allen Verdauungsorganen in enger Wechselbeziehung. Darum ist der Zustand der Darmflora ein entscheidender Faktor. Besonders bei einem Ungleichgewicht der Mikroorganismen im Darm, wenn der Patient unter Pilzbefall (Mykose) der Darmschleimhaut leidet, erkrankt die Mundhöhle mit. Auf die Dauer kann dieses Ungleichgewicht zu einer Zahnbetterkrankung führen.

In der heutigen Zeit nehmen die Pilzerkrankungen rapide zu. Vor allem viele verschiedene Candidaformen und Schimmelpilze sorgen für ausgeprägte Krankheitsbilder, deren tiefere Ursache dem schulmedizinischen Denken fremd ist und deshalb unbehandelt bleiben. Psychischer und physischer Streß schwächen das Immunsystem, die Naturheilkunde betrachtet sie darum als Auslöser für Zahnbetterkrankungen. Der Weg der Erkrankung führt meist über den Darm, der neben dem Magen das streßempfindlichste Organ ist. Ist er einmal geschwächt, bietet er Pilzen und krankmachenden Bakterien einen günstigen Nährboden. Die Symptomatik ist ganzheitlich; unabhängig von der eigentlichen Ursache können sich Krankheitserscheinungen überall zeigen. Als einige Hauptsymptome seien genannt:

- Oberbauchbeschwerden
- Blähbauch
- Schwindel
- niedriger Blutdruck
- Verdauungsstörungen
- Brennen im Mund- und Rachenbereich.

Der Körper ist ein komplexes ökologisches System, in dem zahlreiche Mikroorganismen leben. Jede Störung gefährdet das Gleichgewicht des Systems. Vor allem die beliebten, sehr häufigen Antibiotikagaben führen zu einer Verminderung der körpereigenen, gewünschten Bakterienflora. In der freigewordenen ökologischen Nische können sich Pilze ungehindert niederlassen und vermehren.

Pilze brauchen ein ganz bestimmtes Milieu. Sie lieben Säure, Sauerstoffmangel und Kohlehydrate. Leute, die gern Süßes essen, unterstützen also das Wachstum von Pilzen. Leider stecken Kohlehydrate aber auch in Müsli, und oft sind gerade die naturbelassenen Körner selbst von Pilzen befallen. Dieser Pilzbefall auf naturbelassenen Pflanzen findet sich insbesondere dort, wo der Boden mit Zusatzstoffen falsch behandelt worden und dadurch übersäuert worden ist. Der Boden entspricht dem Darm — was der Darm für den Körper ist, ist der Boden für die Erde. Man sagt, daß Mikrokosmos und Makrokosmos sich spiegeln, alles Kleine hat eine Entsprechung im Großen und umgekehrt. Auch eine Übersäuerung des Darms führt ja zu einem Ungleichgewicht mit all den Problemen, die sich daraus ergeben.

Nicht Pilzbefall führt bei vielen Patienten zu Allergien gegen Nahrungsmittel und Blütenpollen. Pilze sind sehr hartnäckige Parasiten. Um ihrer Herr zu werden, muß über einen längeren Zeitraum eine konsequente Therapie, die eine Diät umfaßt, eingehalten werden. Es ist nicht einfach, dem Pilz sein Terrain zu entziehen, das durch physischen und psychischen Streß bereitet ist. Wenn darüber hinaus das Immunsystem durch Streßphänomene geschädigt ist, nimmt es seine Abwehrfunktion nicht mehr wahr (siehe Kap. Immunsystem).

Pilze lassen sich durch Mundabstriche und Stuhluntersuchungen nachweisen. Dem Patienten wird angeraten, am Tag vor der Stuhlabgabe mehrmals Zitronensaft pur zu trinken, um zu gewährleisten, daß sich die Pilze nicht an der Darmschleimhaut sozusagen verstecken, sondern sich wirklich im Stuhl befinden.

Für den mit naturheilkundlichen Methoden arbeitenden Zahnarzt ist es unerläßlich, beim Vorliegen einer Zahnbetterkrankung auch eine Stuhlprobe zu untersuchen, um Pilze als Ursache feststellen bzw. ausschließen zu können. Leider sehen Schulmediziner und Kassen immer noch keine Verbindung zwischen Darm und Pilzen einerseits und der Mundhöhle und Parodontopathien andererseits.

Zu den Erkrankungen, die sich auf die Mundhöhle auswirken, zählen periphere Durchblutungsstörungen. Vor allem bei Diabetikern und Rauchern kommt es zu Gefäßveränderungen und zu gestörter Sauerstoffverteilung. Im Zwischenraum zwischen Zahnfleisch und Zahn (Sulcus) beobachtet man auch einen erhöhten Zuckerspiegel, der zur Veränderung der Mundflora führt.

Hormonelle Einflüsse während der Pubertät, der Schwangerschaft oder des Klimakteriums können ebenfalls das bakterielle Gleichgewicht in der Mundhöhle beeinflussen.

Ernährungsstörungen und Mangelzustände machen krank. Aus den Seefahrergeschichten kennen wir alle eine Vitamin-C-Mangelkrankheit: den Skorbut. Aber auch ein Mangel an Vitamin A, Vitamin B, Vitamin D oder Vitamin E oder ein Mangel an Spurenelementen wie Selen und Germanium können zu Erkrankungen des Zahnbetts führen.

Der Einfluß von Umweltgiften ist noch nicht restlos geklärt. Die Naturheilkunde geht davon aus, daß Gift bis zu einem gewissen Grad vom Immunsystem verarbeitet werden. Ein Zuviel an Giften beeinträchtigt jedoch immer das Immunsystem und gilt damit als Auslöser von Krankheiten. Auch hier liegt wieder ein multifaktorielles System vor. Viele Faktoren haben Wirkungen, die oft nicht ohne weiteres einzuschätzen sind.

Neben den Darmproblemen können weitere Allgemeinerkrankungen zu Zahnbettproblemen führen. In der Tat kann man alle auslösenden Faktoren miteinander in Beziehung setzen — selten ist eine Ursache allein verantwortlich für Zahnbetterkrankungen.

An dieser Stelle möchte ich noch einmal auf das Amalgam eingehen. Quecksilber, einer gesunden Person verabreicht, führt zu extremen Zahnfleischschäden. Patienten mit Amalgamfüllungen sind bereits einer ständigen Quecksilberbelastung ausgesetzt. Man muß davon ausgehen, daß bei ihnen die Schwelle, bei der giftige Chemikalien den Organismus schädigen, eher erreicht wird als bei Personen ohne Amalgamfüllungen.

Quecksilber kann sich beispielsweise in Fisch befinden, der in verseuchten Gewässern gefangen wurde. In den sechziger Jahren führte dies in Japan zu einer Katastrophe. Zahlreiche Menschen starben oder wurden in ihrer Gesundheit irreparabel geschädigt, Kinder kamen mit schweren körperlichen und geistigen Behinderungen zur Welt.

Blutkrankheiten wie Leukämien und Anämien können ebenfalls als Ursache von Parodonthopathien in Frage kommen.

All diese inneren Störungen sind Faktoren, die die Widerstandskraft des Körpers schwächen. Sie belasten das Immunsystem zusätzlich und stören so das empfindliche Gleichgewicht der Bakterienflora – auch des Zahnhalteapparats.

Aber auch Medikamente können ungünstige Nebenwirkungen auf Zahnfleisch, Knochen und bakterielles Gleichgewicht ausüben.

Die Schulmedizin schenkt diesen inneren Faktoren bei der Behandlung von Zahnbetterkrankungen wenig Beachtung. Hier wirkt sich die Spezialisierung der Ärzte fatal aus. Dieses Krankheitsbild ist sehr komplex, eine erfolgreiche Behandlung ist nur möglich, wenn man die Gesamtheit der Krankheitsursachen miteinbezieht. Das setzt voraus, daß Ärzte und Zahnärzte Hand in Hand arbeiten.

5.5 Wie sieht das weitere Behandlungsvorgehen für Zahnarzt und Patient aus nach Feststellung einer Parodontopathie?

Zunächst muß die individuelle Ursache erforscht werden. Wenn Fehler bei der Hygiene bzw. Putztechnik oder funktionelle Faktoren gefunden werden, müssen sie unverzüglich und vorrangig beseitigt werden. Zahnarzt und Patient müssen die lokalen Faktoren durch unterschiedliche Maßnahmen zunächst im Mund beseitigen.

Können solche Ursachen ausgeschlossen werden, so müssen durch Zusatzuntersuchungen mögliche innere Störungen abgeklärt werden. Dem naturheilkundlich behandelnden Zahnarzt stehen zahlreiche Diagnosemöglichkeit zur Verfügung. Sie werden ausführlich in Kapitel 9 erklärt.

Der Patient findet sich nicht selten mit einem sehr umfangreichen Therapiekonzept konfrontiert, bei dem er Zeit, Geduld und Mitarbeit aufbringen muß. Da, wie schon erwähnt, das Immunsystem bei alledem eine entscheidende Rolle spielt, möchte ich an dieser Stelle etwas zum Abwehrsystem des Körpers sagen. Es ist bei vielen Erkrankungen beteiligt und spielt damit eine zentrale Rolle für unsere Gesundheit.

5.6 Das Immunsystem (Exkurs)

Das Immun- oder Abwehrsystem des menschlichen und tierischen Organismus umfaßt alle Vorgänge, die Reaktionen auf Fremdstoffe darstellen. Das neugeborene Kind, das von seinen Eltern und Großeltern bereits eine Grundbelastung mitbringt, wird mit den unterschiedlichsten Fremdstoffen konfrontiert. Fremde Stoffe sind alle, die nicht körpereigen sind. Die Grundbelastung bestimmt entscheidend, was ein Mensch sich in seinem zukünftigen Leben „erlauben" kann. Manche bringen eine so starke Grundbelastung mit auf die Welt, daß es wenig braucht, um − im Sinne des Summationseffekts − das Faß zum Überlaufen zu bringen. Andere wiederum können sich eine Menge erlauben, ehe der Organismus mit einer dauerhaften Schädigung reagiert. So sind Verhalten und ererbte Vorschädigungen für unser negatives oder positives Krankheitskonto verantwortlich, so daß man in gewissem Sinn von einer Erbschuld sprechen kann.

Defekte an den Genen, der Erbmasse, Erbtoxine (Erbgifte), die z. B. nach überstandenen Krankheiten wie Lues oder Tuberkulose zurückbleiben, Mangelzustände, Ansammlungen von Giften durch Umwelteinflüsse oder durch Nikotin, Drogen, Bakterien, Viren (AIDS) und Pilze etc. werden durch die Eltern weitergegeben und bilden so das Anfangspunktekonto. Manch einer kann durch eine ausgewogene Lebensweise verhindern, daß es je zur Grenzüberschreitung und zur Entstehung von Dauerschäden kommt.

Ohne das Abwehrsystem wäre kein Mensch in der Lage, all den vielen Fremdstoffen zu begegnen, denen wir in jeder Sekunde ausgesetzt sind. Allein schon die Fülle von Fremdbakterien und Umweltgiften in der Nahrung würde ausreichen, um einen Organismus unwiderruflich zu schädigen, hätten wir nicht ein sehr ausgeklügeltes Abwehrsystem. Als Angriffe auf unser Immunsystem sind allerdings nicht nur physikalische und chemische Umwelteinflüsse von Bedeutung, sondern auch psychosoziale Faktoren wie Streß, ausgelöst z. B. durch Arbeit, Hobbies oder familiäre Belastungen.

Unterschiedliche Köperregionen und Organe wie z. B. Knochenmark, Thymus, Milz, Mandeln und Lymphknoten, bilden Abwehrzellen. Nach Pischinger liegen 70% der Immunzellen im Darm. Deswegen wird den Darmerkrankungen heute so viel Bedeutung beigemessen – und es gibt so viele Darmerkrankungen, weil heute das Immunsystem überlastet ist. Der Laie kann sich diese Zellen als Ordnungshüter vorstellen, die eine unterschiedliche Ausstattung besitzen und verschiedene Funktionen erfüllen. Da gibt es Zellen, die zum Sofortangriff ausgerüstet sind und alles Fremde einfach auffressen – das nennt man einen unspezifischen Mechanismus. Andere Zellen erkennen beim Kontakt mit einem Fremdstoff dessen spezielle Eigenschaften, geben diese Information weiter und leiten damit eine ganz bestimmte Abwehrreaktion ein. Sie sind auch in der Lage, Informationen zu speichern. Bei späteren Kontakten reagieren sie sozusagen aus der Erinnerung heraus. Hier spricht man von speziellen Mechanismen.

Es würde im Rahmen dieses Buches zu weit führen, die einzelnen Mechanismen genau zu beschreiben. Wichtig ist für den Patienten zu erkennen, daß dieses Abwehrsystem ständig gefordert ist. An jedem Tag, an dem wir gesund bleiben, hat das Abwehrsystem millionenfach über fremde Stoffe gesiegt. Eine Abwehrreaktion ist also nicht immer mit Krankheit gleichzusetzen.

Manche Abwehrreaktionen wie Fieber und Mattigkeit werden bereits als Krankheit angesehen. Mit der Mattigkeit teilt der Organismus dem Menschen aber nur mit, daß er mehr ruhen sollte, um die Abwehrvorgänge zu unterstützen; mit dem Fieber versucht der Körper, Bakterien durch Überhitzung abzutöten. Diese Vorgänge sollte man in der Regel unterstützen. Sie sind sinnvoll und schützen den Organismus. Das bedeutet allerdings nicht, daß in jedem Fall auf unterdrückende bzw. allopathische Medikamente verzichtet werden kann. Nutzen und Schaden für Leben und Gesundheit des Patienten müssen sorgfältig gegeneinander abgewogen werden. Beide Richtungen haben ihre Stärken und sollten sich sinnvoll ergänzen, wobei nicht die Idee im Vordergrund steht, sondern immer das Individuum. Insgesamt jedoch müssen wir alle von der falschen Auffassung abgehen, daß Gesundheit mit einer Fünf-Minuten-Gesundheitspille und zum Nulltarif zu erhalten ist.

Meist gelingt es unserem Körper, sich gegen Fremdstoffe zur Wehr zu setzen, so daß Dauerschäden ausbleiben. Oftmals kommt es aber durch eine dauernde Überlastung des Abwehrsystems zur Krankheit. Solange eine Krankheit sich noch durch Schmerzen bemerkbar macht, funktioniert die Alarmanlage des Organismus noch. Wenn sie ausfällt, kann der Patient nicht mehr erkennen, ob der Organismus nachhaltig geschädigt wird. Im Einleitungskapitel haben wir gehört, daß alles, was uns umgibt, Schwingungen aussendet, auch ohne daß wir uns dessen immer bewußt sind. Unsere Zellen und unser Abwehrsystem reagieren aber stets, oft ohne daß wir die auslösende Ursache erkennen.

retinierter
Weisheits-
zahn

galvanisches Element
(Amalgam/Metall);
Tasche

Krone, tote Zähne

überstehender
Kronenrand

galvanisches
Element(Amalgam/
Kronenmetall);
Taschenbildung

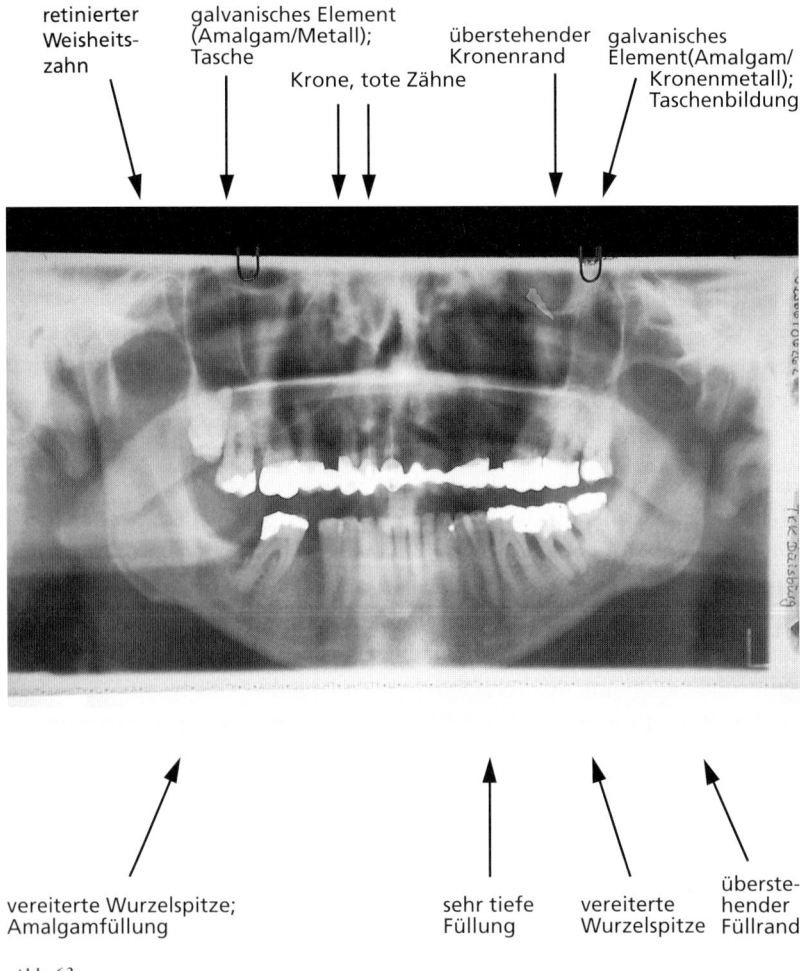

vereiterte Wurzelspitze;
Amalgamfüllung

sehr tiefe
Füllung

vereiterte
Wurzelspitze

überste-
hender
Füllrand

Abb. 63

Bei der in Kapitel 4 besprochenen Herdwirkung haben wir das Problem, daß es eine Verschiebung der Symptome vom eigentlichen Ursprungsort auf ein entfernt liegendes Organ oder Körperfeld gibt. Bei Tumorerkrankungen ist es die Sekundär- oder Folgeerkrankung. Der Patient spürt den Herd nicht — häufig läuft im Dunkeln des Organismus ein schädigender Prozeß ab, ohne Krankheitszeichen am Ort der auslösenden Erkrankung. Arzt und Patient bemerken von dem Geschehen oft zunächst nichts. Erst wenn die Krankheit so weit fortgeschritten ist, daß eine Gesundung in Frage gestellt ist, machen sich Krankheitszeichen bemerkbar. In vielen Fällen werden die Warnzeichen fehlgedeutet oder nicht beachtet. Meist kündigen sie sich schon Jahre vorher an.

Hier wird wieder deutlich, daß vorbeugenden Maßnahmen immer noch zu wenig Aufmerksamkeit geschenkt wird. Für Patienten, Arzt und Kassen müßte sie noch viel mehr an Bedeutung gewinnen.

6 Kieferorthopädie

Nicht nur bei Kindern, sondern auch bei Erwachsenen, sind Zahn- und Kieferfehlstellungen sehr häufig. Unter Kieferfehlstellung versteht man eine falsche Zuordnung von Unter- und Oberkiefer; bei der Zahnfehlstellung stehen unabhängig von der Kieferstellung einzelne Zähne falsch. Neben einer erblichen Vorbelastung sind auch hier verschiedene negative Umwelteinflüsse die Ursache.

6.1 Basiswissen

Wie entstehen Fehlstellungen der Zähne und des Kiefers?

Dazu muß man zunächst einmal wissen, daß die Muskulatur, die zu den Weichgeweben gehört, den Knochen (Hartgewebe) formt. Was heißt das?

Steter Tropfen höhlt den Stein. Unsere Muskeln haben eine enorme Kraft. Die einzelnen Muskelgruppen arbeiten in der Regel harmonisch zusammen. Mehr noch – ihre Tätigkeit bedingt sich gegenseitig. Wird der eine Muskel gestreckt, so wird ein anderer gebeugt. Das eine geht nicht ohne das andere. „Beuger" und „Strecker" gehören zusammen wie zwei Seiten einer Medaille. Wenn ein Muskel oder eine Muskelgruppe falsch arbeiten, wird die Balance des gesamten Muskelsystems gestört. Auf diese Weise ist die Fußmuskulatur mit dem Kopf verbunden und umgekehrt.

Wenn jemand nicht regelrecht läuft, Senk- oder Plattfüße hat, dann wird die Hüfte und damit auch die Wirbelsäule sich vorschieben – damit versucht sie, die Fehlstellung der Füße auszugleichen, erzeugt aber eine neue Fehlhaltung. Als Folge werden die Nacken-, Hals- und Kopfmuskulatur gezwungen, die Fehlhaltung mit einer gegengerichteten Haltung auszugleichen. Das Ausgangsproblem kann aber auch im Kopf- oder speziell im Kieferbereich liegen. In diesem Fall werden sich die negativen Auswirkungen über die Wirbelsäule und die Hüfte bis in die Füße erstrecken.

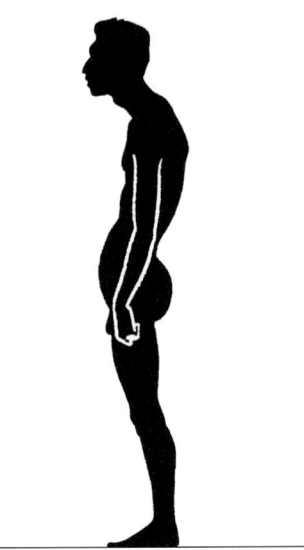

Abb. 64: Fehlhaltungen wirken sich auf den gesamten Körper aus (aus E. Rauch, Die Darmreinigung nach F. X. Mayr. 40., verb. Aufl., Karl F. Haug Verlag, Heidelberg 1994)

Am Ende solcher Entwicklungsprozesse haben wir einen Menschen vor uns, dessen Muskulatur vom Kopf bis zu den Füßen aus der Balance geraten ist.

Wenn die Muskulatur eine dauernde Fehlbelastung auf einen Knochen ausübt, deformiert sich dieser mit der Zeit, er gibt dem anhaltenden starken Druck nach. So kommt es beispielsweise zu Knieproblemen, Skoliosen (Verkrümmungen) der Wirbelsäule und eben auch zu Zahn- und Kieferfehlstellungen.

Im Kopf- und Nackenbereich haben besonders die Kau- und Wangenmuskulatur, aber auch Lippen und Zunge eine entscheidende Wirkung auf die Balance des gesamten Kauorgans. So kann eine zu große Zunge oder eine Fehlfunktion der Zunge – die häufig mit Sprachstörungen einhergeht – zu einem sogenannten offenen Biß führen. Der Muskeldruck, der von der Zunge ausgeht, preßt Knochen und Zähne auseinander, so daß sie nicht mehr aufeinander passen.

Aber auch ein zu geringer Zungendruck kann zu Deformationen führen, indem er z. B. verhindert, daß der Unterkiefer sich nach vorn entwickeln kann. In diesem Fall bleibt der Unterkiefer im Verhältnis zum Oberkiefer zu klein, die Unterkieferzähne haben zu wenig Platz und verschieben sich.

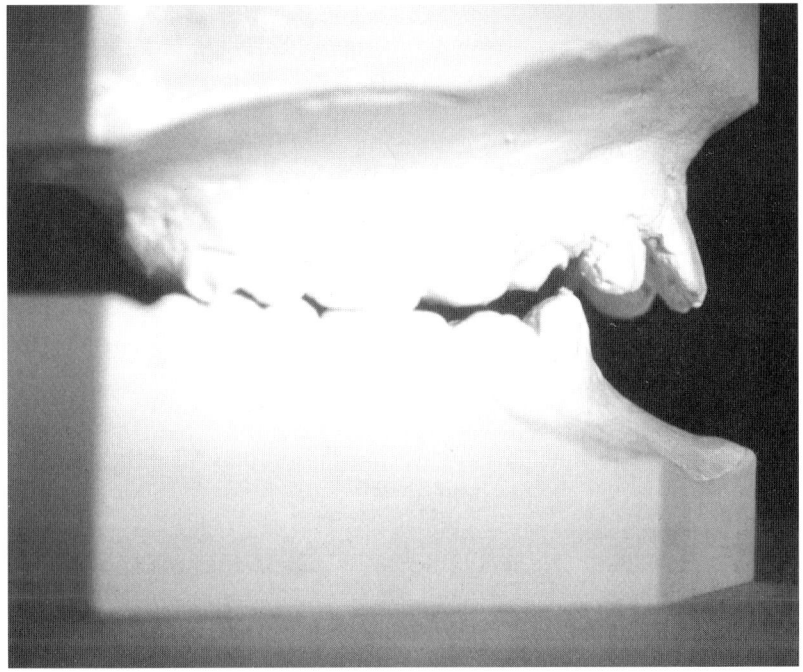

Abb. 65: Minderentwickelter Unterkiefer

Diese Entwicklung kann man auch beobachten, wenn Säuglinge ausschließlich Flaschennahrung mit zu großer Saugeröffnung erhalten. Die Muskulatur wird dann beim Saugen nicht kraftvoll genug angespannt, dadurch bleibt der Reiz auf den Unterkiefer aus, dieser wird nicht angeregt, sich zu entwickeln.

Eine Deformation der Kiefer kann aber auch durch äußere Einwirkungen entstehen. So gelten das Daumenlutschen und das Lutschen am Schnuller über ein gewisses Alter hinaus als Ursache für Kieferanomalien.

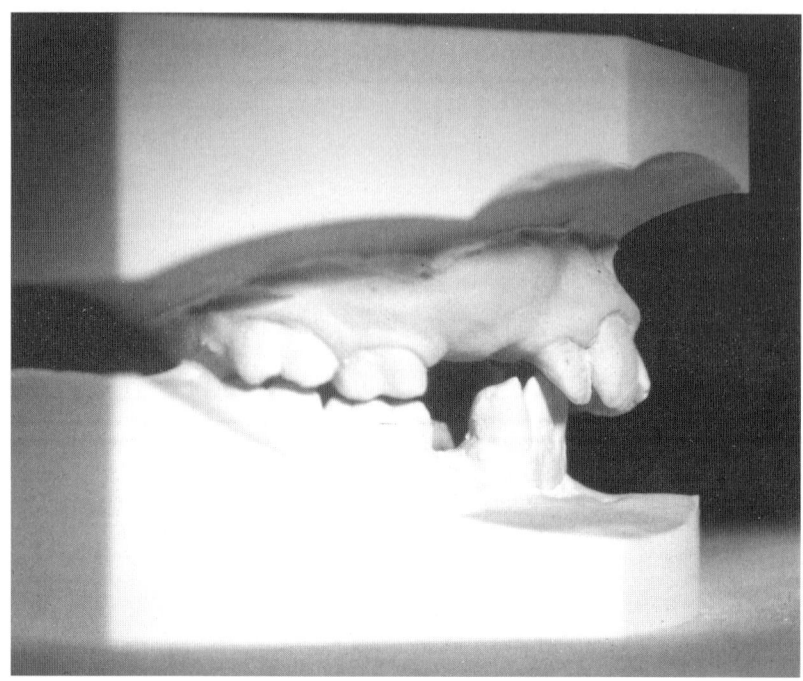

Abb. 66: Minderentwickelter Unterkiefer

Aber auch Nägelkauen und Bleistiftnagen können zu Knochendeformationen führen.

Für das Verhältnis der Kiefer zueinander ist in erster Linie eine Fehlfunktion der Muskeln ausschlaggebend. Wie schon oben erwähnt, beeinträchtigt sie aber nicht nur das Verhältnis von Ober- und Unterkiefer zueinander, sondern hat viel weitreichendere Konsequenzen.

Kieferfehlstellungen können früher oder später zu verschiedenen Problemen am Kiefergelenk führen. Sie verursachen häufig Kopf-, Muskel- und Nervenschmerzen, ein Gelenkknacken und eingeschränkte Bewegungsmöglichkeit des Kiefergelenks. Oft kann der Patient dann den Mund nicht mehr richtig öffnen. Blutgefäße und Nerven, die das Kaugelenk umgeben, werden dadurch gepreßt, was zu einer Minderdurchblutung und infolgedessen zu Sauerstoffmangel führt. Es wird darüber hin-

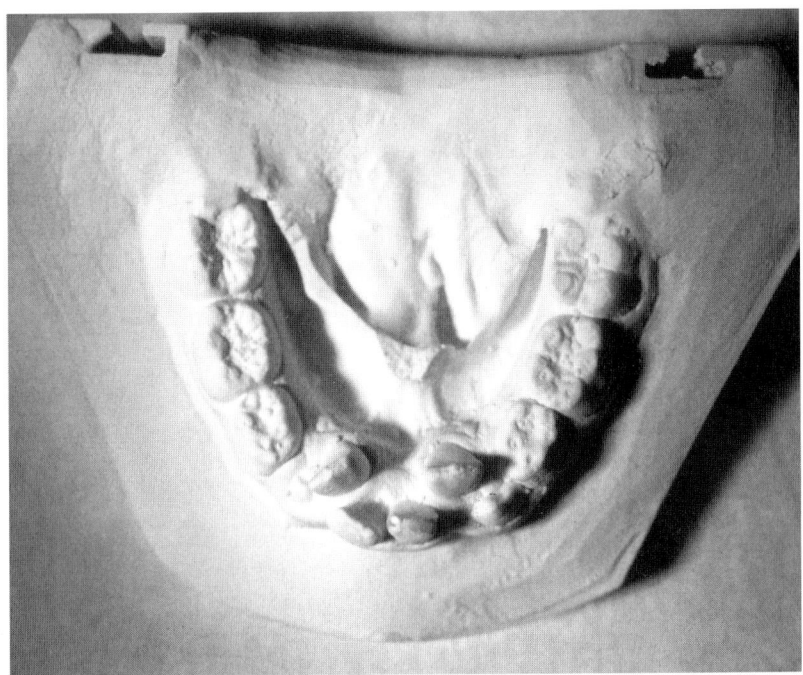

Abb. 67: Engstand

aus diskutiert, ob Ohrprobleme wie Hörstürze, Tinnitus etc. letztendlich auch durch Kieferfehlstellung begünstigt werden können.

In einem schlecht entwickelten Unterkiefer haben die Zähne keinen Platz, es kommt zu einem Zahnengstand.

Dieser wiederum erschwert das Putzen, was Karies fördert, und die Fehlbelastung beim Kauen leistet Parodontopathien Vorschub.

Bei der Entwicklung von Fehlstellungen spielt auch die Ernährung wieder eine Rolle. Die Grundlagen werden häufig, wie schon erwähnt, bereits im Säuglingsalter gelegt; später tun Fast food und weiche Nahrung ein Übriges. Wir sind kaum mehr gewohnt, Hartes zu kauen, unser Kausystem ist chronisch unterfordert. Bei vielen Menschen sind darum die Kiefer unterentwickelt.

Aber auch unzureichende Zahnhygiene und regelmäßiger Zuckerkonsum, die zur Karies im Milchgebiß führen, können zu Zahnfehlstellun-

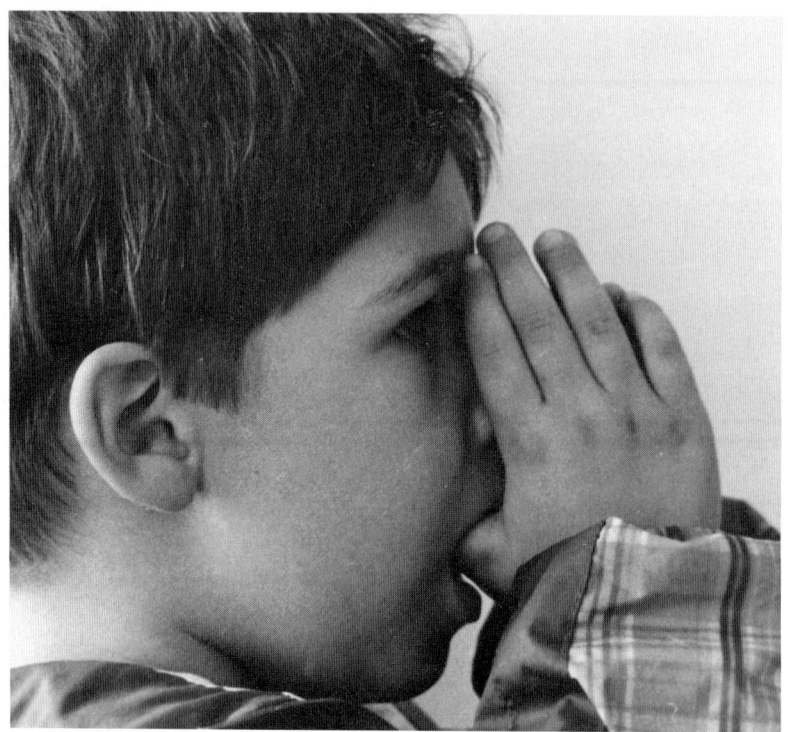

Abb. 68: Daumenlutscher

gen führen. Karies weicht die Zähne an den Kontaktpunkten zu den Nachbarzähnen auf, diese bleiben nicht an ihrem ursprünglichen Ort stehen, sondern geben dem nachlassenden Widerstand nach und verschieben sich. Für die nachfolgenden, viel größeren Zähne bleibt so zu wenig Platz – die Folge ist ein Zahnengstand.

Fatale Folgen hat ein Zahnengstand für das Gebiet der Weisheitszähne. Wo die Balance der Kiefer oft bis zur Pubertät noch gegeben war, bringt der Durchbruch der Achter (Weisheitszähne) große Probleme, besonders in einem minderentwickelten, zu kleinen Unterkiefer. Für den letzten Zahn ist kein Platz mehr, deshalb bricht er gar nicht oder quer durch und kann so – auch im Sinne einer Herdwirkung – zu einer Belastung für den gesamten Organismus werden.

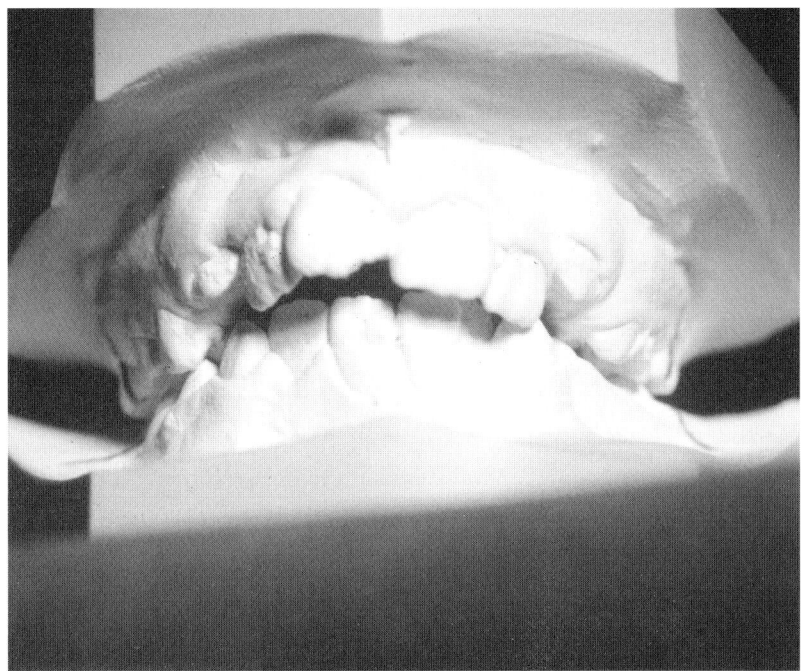

Abb. 69: Nägelkauen, Bleistiftnagen

Die Weisheitszähne liegen auf dem Herz-Dünndarm-Meridian. Darüber hinaus ist das Weisheitszahngebiet eine Energiezone des Organismus und als Somatotopie [siehe S. 37ff.] auch mit anderen Strukturen und Organen des Körpers verbunden.

Die Symptomik (Krankheitszeichen) eines verlagerten Weisheitszahns kann sehr vielschichtig sein, darum verdient gerade diese Zone besondere Aufmerksamkeit. Die Kieferorthopädie, besonders die naturheilkundlich orientierte, versucht den Bereich der Weisheitszähne als Energiezone zu entwickeln und die Weisheitszähne harmonisch in das Zahngefüge einzugliedern. Das bedeutet, daß den Weisheitszähnen ausreichend Platz verschafft wird, so daß sie ihre Funktion erfüllen und keinen Schaden anrichten.

Der Zeitpunkt hierfür ist im Erwachsenenalter häufig verpaßt, und so müssen die Weisheitszähne oft mühsam entfernt werden (siehe auch Kapitel „Chirurgie").

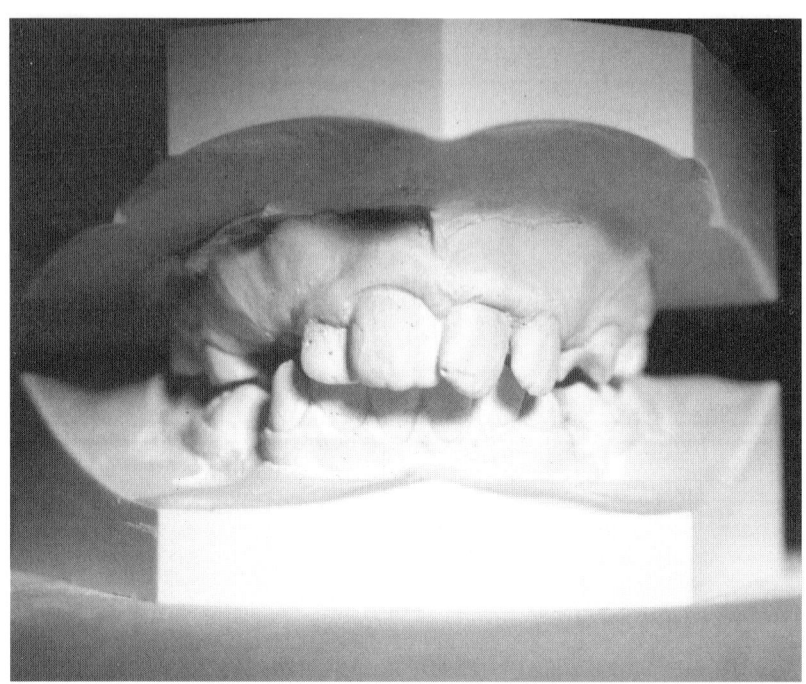

Abb. 70: Engstand

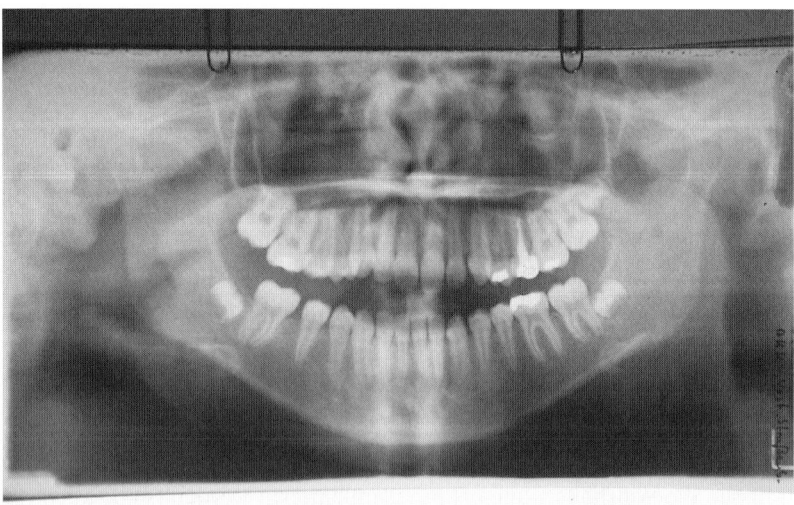

Abb. 71: Röntgenbild: Zahnengstand, Weisheitszähne

Störungen in der Relation der Kiefer zueinander und Engstände werden auch durch immer wiederkehrende bakterielle Belastungen der Nasen-, Stirn- und Kieferhöhlen verursacht. Ein sehr oft erkältetes Kind gewöhnt sich daran, durch den Mund zu atmen, weil die Nasenatmung behindert ist – dadurch werden die Kopfhöhlen nicht ausreichend mit Sauerstoff durchflutet. Die Mundatmung trocknet die Schleimhäute aus; es wird also weniger Speichel gebildet, der gebraucht wird, um die Säuren in der Nahrung zu neutralisieren. Ein hoher Säureanteil fördert Karies (siehe S. 56), Karies wiederum leistet einem Zahnengstand Vorschub. Verdickte Schleimhäute in Nasen- und Kieferhöhle führen über eine gestörte Atmung zu Sauerstoffmangel und beeinträchtigen die Entwicklung des Oberkiefers. Er wird spitz und hoch, so daß hier ebenfalls ein Zahnengstand mit allen seinen Folgen entstehen kann.

Bei Kindern, die unter häufigen Entzündungen im Kopfbereich leiden, bringt eine kieferorthopädische Behandlung keinen Dauererfolg. Sobald das Kind die Spange nicht mehr trägt, verschieben sich die mühsam gerichteten Zähne wieder. Hier muß man das Grundübel, nämlich die wiederkehrenden Erkältungen, beseitigen.

Mit homöopathischen Medikamenten, Isotherapien, Nasen-Reflex-Massagen, Lymphmassagen, Kneippschen Anwendungen, Diäten und Akupunktur bietet die Naturheilkunde Möglichkeiten, um die chronische Krankheit auszuheilen. Die Arbeit eines Kieferorthopäden ist also sehr komplex.

Bleiben wir bei den Zusatztherapien, die bei der Kieferorthopädie nötig werden können. Nicht unerwähnt bleiben darf die Arbeit des Krankengymnasten. Bei allen Störungen, die durch muskuläres Fehlverhalten hervorgerufen werden, ist eine konsequente gymnastische Behandlung erforderlich.

Bei Fehlstellungen muß man auch die Möglichkeit in Betracht ziehen, daß eine psychische Belastung die Grundursache ist. Wenn das der Fall ist, empfiehlt es sich, die Störung in ein psychologisches Grundmuster einzuordnen und auch psychotherapeutisch zu behandeln. Sehr gern wird der Lüscher-Farbtest angewandt, der Aussagen über ein psychologisches Grundmuster liefert.

Die Entwicklung des Weisheitszahngebiets, wie überhaupt alle Versuche, Ober- und Unterkiefer weiterzuentwickeln, kann vor allem durch

Magnetfeldtherapie und Lymphdrainage (Lymphmassage) unterstützt werden.

Ein kieferorthopädisches Krankheitsbild tritt heute besonders häufig auf. Wir wissen ja, daß die Neigung zu einem Krankheitsbild erblich sein kann. Entsprechend treten bestimmte Muster bei den Kieferstellungen auf. Es gibt drei Menschentypen:

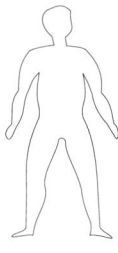

athletisch

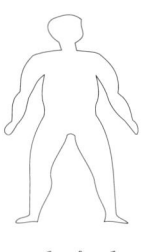

pyknisch

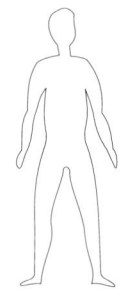

leptosom

Abb. 72: Menschentypen
a) athletisch
b) pyknisch
c) leptosom.

Diesen Typen lassen sich entsprechende Zahnstellungen zuordnen. Der häufigste Typus ist heute der leptosome mit einer wenig ausgeprägten Muskulatur, geringer Belastbarkeit der Knochenstruktur und einem minderentwickelten Unterkiefer (siehe Abb. 65, 66 und 67, S. 125–127).

132

Wir sehen also, wie wichtig es ist, die Ursachen der jeweils vorliegenden Kieferfehlstellung zu ergründen, um nicht nur die richtige Spange, sondern auch die richtige Begleittherapie zu finden.

Die Gerätetherapie, d. h. die Anwendung der unterschiedlichen kieferorthopädischen Geräte, richtet sich nach Alter, Konstitution, Befinden des Patienten und Grundursache der Fehlstellung. Es gibt grundsätzlich zwei große Therapiemöglichkeiten – festsitzende und herausnehmbare Apparaturen. Eine Kombination beider ist möglich, und beide Arten bieten eine ungeheure Bandbreite an Möglichkeiten.

Die Grundidee bei den herausnehmbaren Geräten ist ihre funktionelle Arbeitsweise. Was heißt das? Die Muskulatur und der über das Kiefergelenk bewegliche Unterkiefer lernen, sich regelrecht zu verhalten. Das oft nur locker im Mund sitzende Gerät wirkt wie ein Turngerät, an dem Stellung und Verhalten der Muskeln geübt werden. Geräte wie z. B. der Bionator üben zusätzlich eine Massagewirkung auf die kleinen Lymphknoten im Mund aus, so daß ein besserer Abtransport von Giften erreicht wird. Lymphgefäße sind gleichsam die Abwasserkanäle und die Mülldeponie unseres Körpers. Abgestorbene Zellen, Bakterien, Gifte etc. werden dort gesammelt und durch Gefäße in eine Sammelstelle im Bauchraum geleitet. Von dort aus werden sie in die Leber entsorgt und aus dem Organismus geschleust.

Funktionell wirkende Geräte können frühzeitig angewandt werden; bei entsprechender Mitarbeit des Kindes bewirken sie gute Ergebnisse. Hierin liegt aber auch der Nachteil: Sie müssen über viele Stunden getragen werden und erfordern eine enorme Eigenverantwortung. Da sie herausnehmbar sind, landen sie leider sehr oft im Schrank und man wartet vergeblich auf den Erfolg. Ein weiteres Problem bei herausnehmbaren Geräten kann sein, daß sie durch die gestörte Nasen- und Rachenatmung nachts aus dem Mund fallen. In dem Fall muß eine begleitende Therapie zunächst die gestörte Atmung verbessern.

Die herausnehmbaren Apparaturen erzielen die besten und schnellsten Erfolge während der Wachstumsphase des Kindes. Sie können aber auch bei der Behandlung von Erwachsenen eingesetzt werden.

Es würde zu weit führen, auf alle verwendeten Formen von herausnehmbaren Geräten zu einzugehen. Im Bild vorstellen möchte ich jedoch den Bionator, das in der Naturmedizin fast wichtigste Gerät und die

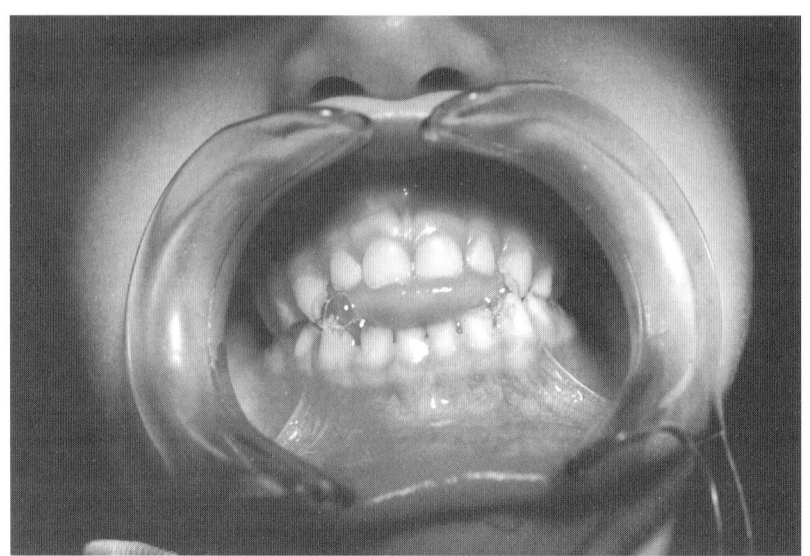

Abb. 73: Lutschoffener Biß

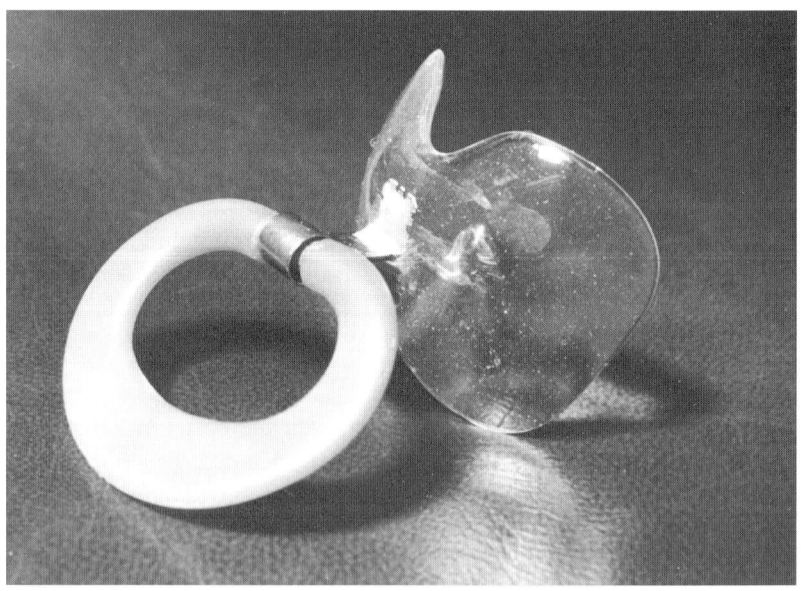

Abb. 74: Mundvorhofplatte

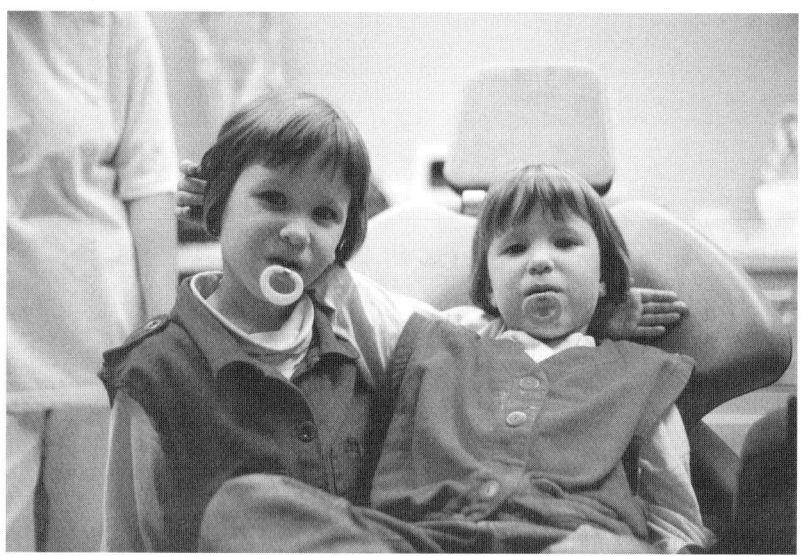

Abb. 75: Mundvorhofplatte (Kinder)

Mundvorhofplatte, die bei drei- bis vierjährigen Kindern verwendet wird, um einen lutschoffenen Biß zu korrigieren. Das gelingt meist innerhalb weniger Wochen.

Die zweite große Gruppe von Korrekturgeräten sind die festen Apparaturen, bei denen Bänder oder sogenannte Brackets auf die Zähne zementiert oder geklebt werden. Sie arbeiten nicht funktionell, sondern bewegen nur noch Zahngruppen oder einzelne Zähne. Ein funktioneller Reiz auf die Muskulatur bleibt aus. Die Ursache der Fehlstellung wird nicht behandelt; die Therapie orientiert sich ausschließlich an den Symptomen und korrigiert nur lokal, ohne die Gesundheitsproblematik des ganzen Menschen zu betrachten. Und wie wir gesehen haben, stehen ja alle Muskelgruppen miteinander in Verbindung und beeinflussen sich gegenseitig.

Man sieht oft Kinder, die sogenannte „Headgears" tragen, Zuggeräte, die im Mund installiert werden und die dort wirkende Kraft am Hinterkopf und Nacken abstützen. Das Gerät selbst übt einen hohen Druck aus. Bei Kindern, deren Lymphknoten und -bahnen durch häufige Er-

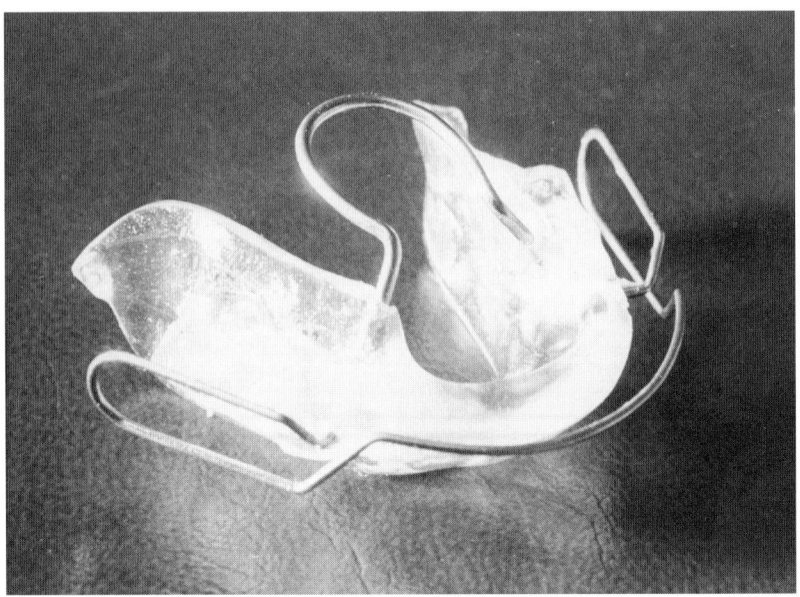

Abb. 76: Bionator

kältungen und Entzündungen im Kopfbereich besonders belastet sind, werden diese dadurch noch zusätzlich belastet.

Ein anderes Problem ist die Mundhygiene. Wenn nicht sorgfältig geputzt wird, kann durch die Brackets, Bögen und Bänder Karies entstehen. Nicht selten verursacht das Gerät auch kleine Verletzungen, die zu Entzündungen führen. Bei Patienten, die zu Allergien neigen, kann die doch recht große Menge an unedlen Metallen, die oft über einen längeren Zeitraum dauerhaft im Mund installiert sind, allergische Reaktionen auslösen oder verstärken.

Herausnehmbare und festsitzende Apparaturen werfen also unterschiedliche Probleme auf.

Es sind aber auch Kombinationen beider Behandlungsmethoden möglich — entweder zeitlich versetzt oder parallel. So kann man mit einer funktionell arbeitenden Apparatur beginnen und dann über einen kürzeren Zeitraum mit einer festsitzenden fortfahren, um dann abschließend das Ergebnis mit einer herausnehmbaren Spange abzurunden.

Es gibt durchaus Gründe, die eine festsitzende Apparatur mit all ihren Konsequenzen notwendig machen. In jedem Fall aber sollte das Krankheitsbild ganzheitlich betrachtet werden, damit man die am wenigsten schädigende Methode auswählen kann – schädigend nicht nur lokal, sondern immer ganzheitlich gesehen. Eine einseitige Befürwortung einer Methode sollte es nicht geben. Wenn auch eine herausnehmbare Apparatur in jedem Fall die sanfteste Methode ist, so ist sie doch nicht in jedem Fall möglich. Schaden und Nutzen müssen in jedem Einzelfall abgewogen werden, immer mit Blick auf den gesamten Menschen und seine zukünftige Entwicklung.

6.2 Was versteht man unter Gnathologie?

Gnathologie ist die Lehre von der Balance aller Kopf- und damit auch Kieferknochen, der dazugehörigen Muskelgruppen und der Zähne. In diesem Sinne könnte man die Gnathologie als eine Sonderform der Kieferorthopädie zu sehen. Balancestörungen werden im großen und ganzen durch die gleichen Ursachen ausgelöst wie Kieferfehlstellungen. Ein großer Teil der gnathologischen Beschwerden sind nur eine weitergehende Konsequenz aus Zahn- und Kieferfehlstellungen, die nicht oder nicht konsequent mit ihren Ursachen behandelt worden sind. Außer rein kieferorthopädischen Ursachen gibt es hier allerdings noch eine Menge weitere.

Mit Kiefergelenkstörungen kommen meist ältere Patienten, d. h. solche, die das Pubertätsalter überschritten haben. Die Beschwerden äußern sich in Nerven- und Muskelschmerzen, eingeschränkter Mundöffnung, Knacken im Kiefergelenk etc. Oft haben diese Patienten eine stark verhärtete Kaumuskulatur und Fehlstellungen im Zahn- und Kiefersystem. Häufig fehlen auch mehrere Zähne und/oder es sind jede Menge Kronen, Brücken, Füllungen und Prothesen vorhanden.

Als mögliche Ursachen finden wir also einerseits Zahn- und Kieferfehlstellungen, die über Jahre unbehandelt geblieben sind, andererseits eine falsche Füllungstherapie oder falschen prothetischen Ersatz.

Ein wichtiger Faktor ist Streß. Durch Streß verkrampft sich die Gesichts- und Kaumuskulatur. Der Patient beißt die Zähne zusammen und tobt sich nach innen aus, anstatt seinen Zorn an seiner Umwelt auszulassen. Durch das Zähneknirschen werden die Zähne über das normale Maß hinaus belastet und abgekaut (abradiert). Mit der Zeit können sich die Zähne enorm verkürzen; damit ändert sich der Winkel im Kiefergelenk und der Druck auf das Gelenk wird noch erhöht.

Auch hier handelt es sich um ein multifaktorielles Geschehen, in der Regel kommen mehrere Ursachen zusammen. Arzt und Patient sind meist über einen längeren Zeitraum bemüht, den verlorengegangenen richtigen Biß wiederzufinden. Die korrekte Gelenkfunktion und die Kauebene lassen sich auch mit Hilfe von Meßgeräten bestimmen.

Die Schulmedizin benutzt zur Diagnose und Behandlung neben den kieferorthopädischen Apparaturen Aufbißschienen und Aufbißbehelfe. Manchmal reicht es als Therapie aus, die Zähne bzw. Kronen, Brücken oder Füllungen so einzuschleifen, daß der Biß harmonisch wird, das heißt, die verlorengegangene Harmonie wiedergefunden wird. Im Schmelzbereich besteht ein Spielraum von stellenweise bis zu 0,5 mm, die ohne Schaden abgeschliffen werden können. Leider ist aber oft eine prothetische Konstruktion notwendig, um den richtigen Biß wiederzufinden.

Wenn die Ursachen psychologischer Natur sind — beispielsweise Streß — ist es für Arzt und Patienten besonders schwierig, die Wurzel des Übels zu beseitigen. Nicht immer sind Umstellungen in der Lebensführung einfach zu erreichen; auch Familien-, Partner- oder Arbeitsprobleme kann der Zahnarzt nicht lösen — hier ist fachliche Hilfe durch einen Psychologen angebracht. Die Naturheilkunde kann durch Homöopathie oder Bach-Blütentherapie unterstützend eingreifen und versuchen, eine allgemeine Umstellung zu fördern.

In diesem Zusammenhang sollte ein eventueller Mangel an Mineralstoffen und Spurenelementen in Betracht gezogen werden. Bestimmte Mangelerscheinungen können Reiz- und Spannungszustände hervorrufen, sowohl im psychischen als auch im rein muskulären Bereich. Solche Mangelerscheinungen können durch Tests oder Laboruntersuchungen aufgedeckt werden.

In jedem Fall erfordert die Behebung gnathologischer Störungen viel Zeit und Geduld. Vielleicht liegt aber auch gerade hierin der tiefere Sinn der Krankheit — vielleicht hatte dieser Patient bisher weder Zeit noch Geduld mit sich selbst und muß lernen, besser auf sich zu achten.

7 Chirurgie

Der Zahnarzt muß, in mehr oder minder großem Umfang, ständig auch chirurgisch tätig sein. Das chirurgische Feld umfaßt

- das einfache Ziehen von Zähnen (Extraktionen)
- das Herausoperieren von abgebrochenen Zähnen und kompliziert verlagerten Weisheitszähnen
- das operative Entfernen von Fremdkörpern
- das operative Entfernen von Entzündungen jeglicher Art im Kieferbereich (Zysten, Wurzelspitzen etc.)
- chirurgische Eingriffe an den Weichgeweben wie z.B. Zahnfleisch, Wange
- das Transplantieren von Mundschleimhaut, etwa im Rahmen einer Parodontopathiebehandlung, oder von Zähnen. Dabei wird körpereigenes Material an einer Stelle des Körpers entnommen und an anderer Stelle wieder eingesetzt.
- das Einsetzen von Implantaten oder Materialien zur Stabilisierung der Knochensituation bei parodontalem Abbau. Hier wird körperfremdes Material in den Organismus eingebracht.

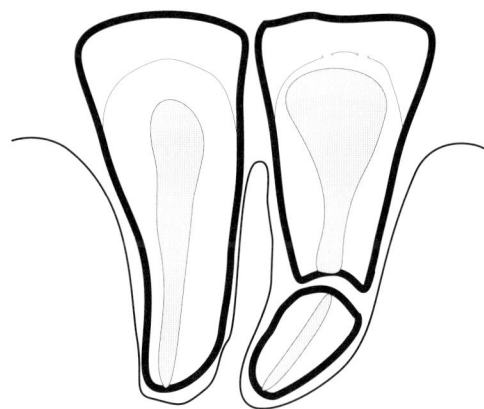

Abb. 77: Abgebrochene Wurzelspitze

139

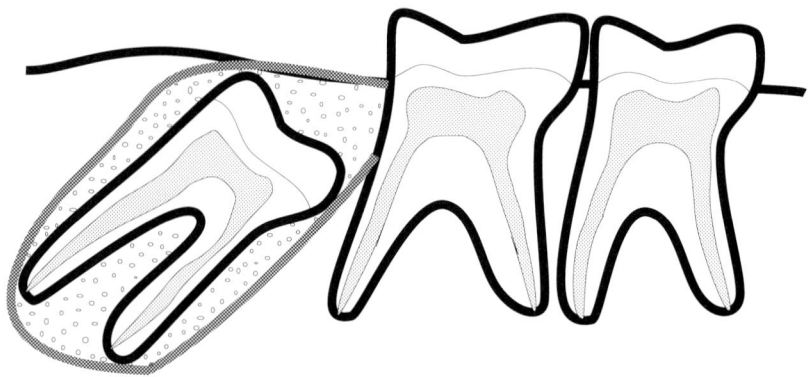

Abb. 78: Querliegender Zahn und Zyste

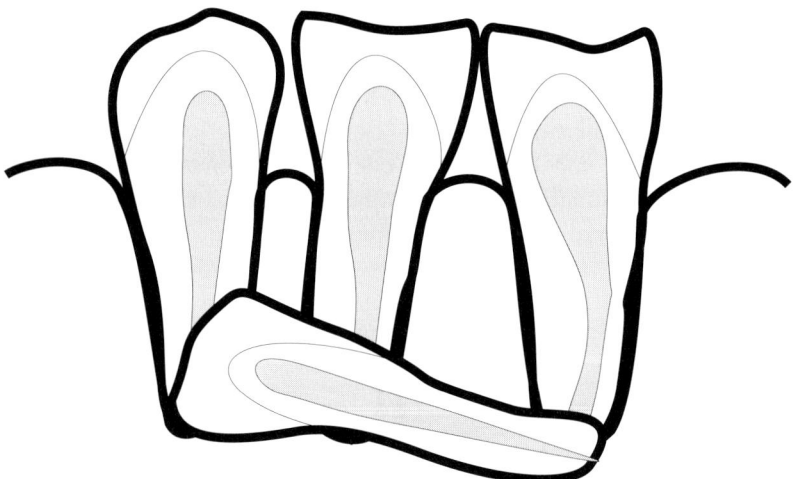

Abb. 79: Querliegender Zahn

Bei jedem chirurgischen Eingriff ist der Heilungsprozeß in starkem Maße abhängig vom Immunsystem und von der Reparationskraft des Organismus. Arzt und Patient können Heilungsabläufe fördern und beeinflussen, sie aber nicht herbeiführen. Der Arzt kann in dem Sinn nicht helfen, er kann nur den Stein ins Rollen bringen. Vor einem chirurgischen Eingriff kann man, vor allem im Rahmen einer naturheilkundlichen Behandlung, den Organismus vorbereiten, indem man mehrere Faktoren berücksichtigt.

So ist z. B. der Zeitpunkt der Operation von Bedeutung. Biorhythmus und Mondphasen können die Frage nach dem günstigsten Tag beantworten, Kreislaufsituation und Organuhr die Frage nach der Tageszeit. Die Organuhr zeigt uns die Maximal- und die Minimalzeit eines jeden Organs an.

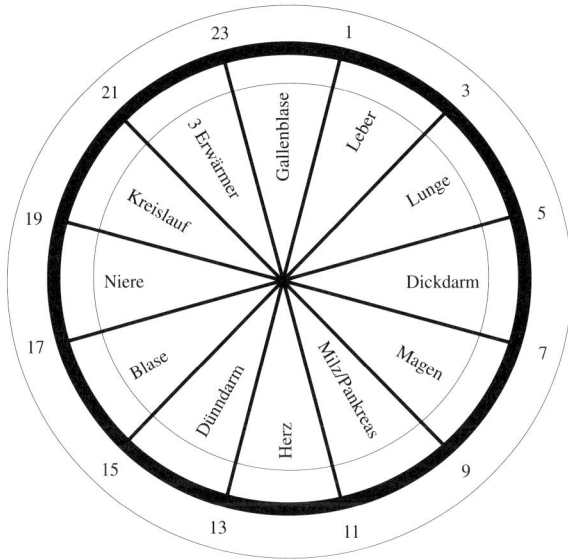

Abb. 80: Maximalzeiten der Organe

Wenn z. B. die Maximalzeit, d. h. die beste Zeit, des Herzens zwischen 11^{00} und 13^{00} liegt, dann hat es 12 Stunden später, also zwischen 23^{00} und 1^{00} seine schwächste Phase. Plant man also einen chirurgischen Eingriff bei Patienten, die eine Vorschädigung eines Organs haben, z. B. Herzpatienten, Kreislaufpatienten, Asthmatikern etc., so ist es sinnvoll, in der Maximalzeit des betreffenden Organs zu operieren.

Vor und nach Eingriffen kann der Organismus mit entsprechenden homöopatischen Medikamenten unterstützt werden. Herdwirkungen, die beispielsweise von einem entfernten Zahn ausgehen, können Wundheilungsstörungen verursachen, ebenso Pilzbelastungen und Dysbakterien, also Balanceverschiebungen zugunsten von Streptokokken. Treten trotz vor- und nachbereitender Medikation Heilungsstörungen auf, so kennt die Naturheilkunde über die Homöopathie hinaus mehrere unterstützende Therapien, um Entzündungen in den Griff zu bekommen, z. B. Heillampen, Magnetfeldbehandlung, Mundakupunktur u. a. In den meisten Fällen kann man so eine Antibiotikabehandlung mit all ihren Nebenwirkungen vermeiden.

Immer dort, wo ein Skalpell benutzt, geschnitten und genäht wird, bleibt eine Narbe. Jede Haut- oder Schleimhautnarbe durchtrennt den Energiefluß der Meridiane (Energieleitbahnen) und kann somit zu einem Störfeld werden.

Kommen wir zu den Implantaten. Das Material, aus dem sie bestehen, ist in der Regel das hochwertige Titan, das fast inert ist, d. h. mit anderen chemischen Elementen nicht oder kaum reagiert. Es gibt die unterschiedlichsten Implantatformen. Einige sollen Zähne ersetzen. Es gibt aber auch Stifte, die durch den eigenen Zahn und die Wurzelspitze in den Knochen geschraubt werden, um den Zahn zu stabilisieren. In der Regel versteht der Laie aber unter Implantat einen Zahnersatz.

Technisch ist die Implantologie heute sehr fortgeschritten und verfügt über eine längere Erfahrung. Das Implantat hat recht große Chancen, wo die individuellen gesundheitlichen Voraussetzungen insgesamt stimmen und die Knochenstruktur intakt ist. Es bleibt immer ein Fremdkörper für den Organismus, manchmal ist allerdings ein Implantat besser als ein toter und unvollständig von seinen Eiweißabbauprodukten gereinigter Zahn.

So gilt auch hier, daß es keine allgemeingültige Gebrauchsanweisung gibt, sondern daß stets sorgfältig abgewogen werden muß, welche individuelle Lösung – ganzheitlich gesehen – für den Patienten auch langfristig die beste ist.

8 Die Stomatologie in der naturheilkundlichen Zahnmedizin

Die Stomatologie befaßt sich mit den Weichgeweben des Mundes und der Mundhöhle. Im ersten Kapitel habe ich auf die Bedeutung des Mundes hingewiesen. Schleimhäute, Wangen, Lippen und Zunge können uns Auskunft über den allgemeinen Gesundheitszustand des Patienten und über spezielle Krankheitsbilder geben. Akute, aber auch chronische Erkrankungen lassen sich über Krankheitszeichen in der Mundhöhle diagnostizieren.

In den meisten Fällen ist das Krankheitsbild nicht auf die Mundhöhle beschränkt, sondern es liegt eine allgemeine Erkrankung vor. Die Weichgewebe, vor allem die Schleimhäute, zeigen uns lediglich die Symptomatik – darin gleichen sie der Haut, auch bei Hautkrankheiten handelt es sich meist nicht um Primärerkrankungen. Deswegen müssen Haut- bzw. Schleimhauterkrankungen nicht nur lokal, sondern ganzheitlich therapiert werden. Oft liegt eine Schwäche des Immunsystems vor.

Selbst für den Laien ist einsichtig, daß dies über den Zuständigkeitsbereich des normalen, schulmedizinisch arbeitenden Zahnarztes hinausgeht. Hier müßten Ärzte verschiedener Fachrichtung zusammenarbeiten. Leider ist es aber schwierig, die Beiträge aller Beteiligten zu einer ganzheitlichen Therapie zu koordinieren. So wird oft falsch behandelt – oder nur unzureichend, weil sich die Behandlung auf einen Teilbereich des Krankheitsbildes beschränkt. Man kann sich vorstellen, was für negative Konsequenzen sich daraus ergeben können.

Der naturheilkundlich orientierte Zahnarzt wird versuchen, den Ursprung der Krankheitszeichen herauszufinden. Dazu stehen ihm verschiedene Hilfsmittel zur Verfügung, die ich in den folgenden Kapiteln vorstellen werde.

9 Naturheilverfahren in der Zahnheilkunde

Mit dem vorigen Kapitel haben wir unseren Rundgang durch die Zahnmedizin mit ihren Fragen und Problemen abgeschlossen. Vieles dürfte Ihnen nun verständlicher sein. Dieses Grundverständnis verringert zum einen die Kluft zwischen Arzt und Patient; zum anderen erleichtert es das Verständnis der Naturheilverfahren, ihrer Möglichkeiten und Grenzen. Jedes Verfahren hat seine Bedeutung und seinen Sinn, Naturheilverfahren und Schulmedizin sind zwei Pole, die sich ergänzen.

Ich möchte Ihnen nun die wichtigsten Naturheilverfahren, die in der Zahnmedizin angewendet werden, vorstellen.

Dabei müssen wir unterscheiden zwischen den Verfahren, die lediglich der Diagnostik dienen, solchen, die ausschließlich zur Therapie da sind und Verfahren, mit denen gleichzeitig Diagnose und Therapie möglich sind. Für einige benötigt man aufwendige Geräte, bei anderen sind Einfühlungsvermögen, Augen und Hände des Therapeuten gefragt. Nicht jedes Verfahren – und auch nicht jeder Arzt – sind für jeden Patienten geeignet. Auch in der Zahnmedizin gilt der allgemeine Grundsatz, daß es bei jeder Erkrankung und jeder Krankheitsursache verschiedene Zugänge zum Patienten gibt. Danach richtet sich letztlich die Therapie.

Seit der Antike kennen wir die Dreiteilung des Menschen in Körper, Geist und Seele. Der Ursprung einer Krankheit kann auf einer dieser Ebenen liegen oder auf allen dreien. Danach richtet sich die Auswahl der Therapie. Ein Patient, dessen Krankheit rein körperlicher Natur ist, muß anders behandelt werden als einer, dessen Grundproblem im geistigen oder seelischen Bereich liegt.

Den drei Bereichen Körper, Geist, Seele sind unterschiedliche Therapieformen zuzuordnen. Obwohl die drei bei jedem Menschen eine Einheit bilden, so ist die Gewichtung doch unterschiedlich. Jeder Mensch kann sich zeitweise oder auch durch sein Naturell bedingt auf einer bestimmten Ebene befinden. Hier den richtigen, ganzheitlichen Einstieg zu finden, ist Aufgabe des naturheilkundlich arbeitenden Arztes. Sie erfordert Einfühlungsvermögen und Offenheit, diese Eigenschaften sind wichtiger als die Anzahl der Apparate, die zur Verfügung stehen.

In der Naturheilkunde wird man immer wieder mit dem Aspekt der Blockade konfrontiert. Es gibt Belastungen, die den Organismus blockieren und immer wieder verhindern, daß der Patient eine Heilung erreicht. Diese Blockaden können auf unterschiedlichen Ebenen liegen. Erst wenn sie gefunden und beseitigt werden, kann der Patient gesunden.

Beispiele für solche Blockaden sind: allopathische Medikamente (Cortisone, Antirheumatika), Amalgame als Zahnfüllungen, Metalle wie Palladium oder Kobalt in der Prothetik, Kupfer z.B. als Kupferspirale in der Gynäkologie, Pilzbelastungen, Schwermetallbelastungen, Gifte am Arbeitsplatz, nicht ausgeheilte bakterielle Erkrankungen, seelische Störungen durch traumatische Erlebnisse, Streß, Familien- und Partnerprobleme.

9.1 Die homöopathische Behandlung

Die Homöopathie ist die wichtigste außerschulische Therapie. Sie wird entweder als alleinige Behandlungsform oder in Kombination mit anderen angewandt. Sie beruht auf der Erkenntnis des sächsischen Arztes Samuel Hahnemann (1755–1843), nach der man Ähnliches mit Ähnlichem heilen kann („*homöo-*" kommt aus dem Griechischen und bedeutet „*ähnlich*"). Das Grundprinzip ist, daß man den bestimmten Krankheitssymptome verursachenden Stoff verdünnt und aufbereitet als Heilmittel verwendet. Hahnemann hat durch Selbstversuche mit Chinarinde, einem Heilmittel gegen Malaria, festgestellt, daß sich bei ihm als Gesundem Symptome zeigten, die denen der Malaria ähnlich waren. Diese Erfahrung gab den Anstoß für die Weiterentwicklung der Homöopathie.

Jede Krankheit weist eine Vielzahl von Symptomen auf. Diese Symptombilder lassen sich beim gesunden Menschen auch bewußt durch die Gabe von unterschiedlichsten Stoffen hervorrufen.

Genaue Beobachtungen und Studien zeigen, welche Stoffe welche Symptome hervorrufen.

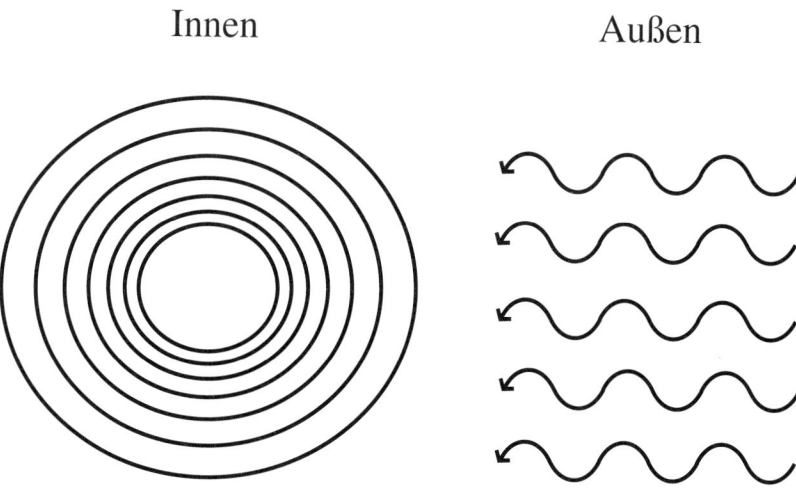

Innen   Außen

Abb. 81: Stabiles Schwingungssystem

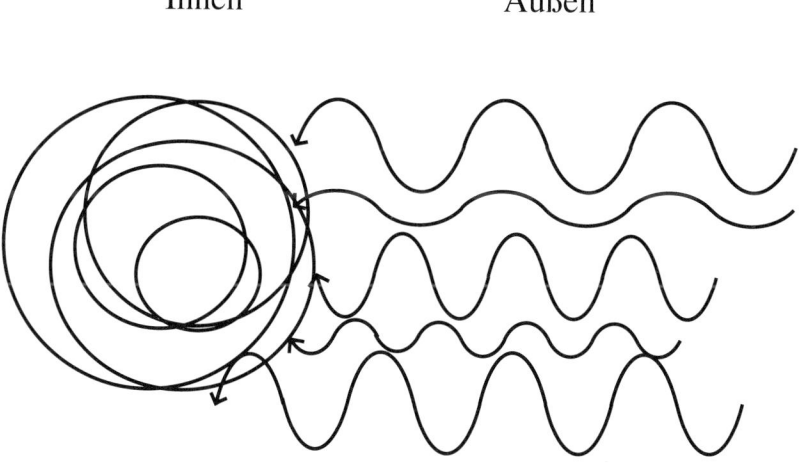

Innen   Außen

Abb. 82: Gestörtes Schwingungssystem

Hahnemann hat durch Beobachtungen und Versuche herausgefunden, daß die Signale (Schwingungen), die durch fremde Substanzen auf der Körperebene ausgelöst werden, durch Schwingungsmuster ähnlicher Art auf einer höheren Ebene wieder gelöscht werden können.

Geben wir bei einem bestimmten Krankheitszeichen dem Patienten ein potenziertes, d. h. in bestimmter Art und Weise verdünntes Mittel, in dem die eigentliche Wirksubstanz materiell kaum noch vorhanden ist, dann therapieren wir nicht auf der Körperebene, sondern auf einer höheren, geistigen Schwingungsebene. Die Schwingung der Substanz paßt zu der Schwingung der Zelle wie ein Schlüssel zum Schlüsselloch, ähnlich wie wir beim Radio die richtige Frequenz einstellen. Die Krankheit wird geheilt.

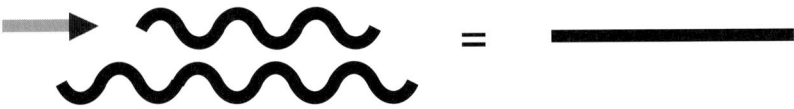

Abb. 83: Sich auslösende Wellenmuster oder Schwingungen

In der Homöopathie arbeiten wir in einem feinstofflichen oder reinen Schwingungsbereich. Je weniger Materie eingegeben wird, desto höher ist die Schwingungsebene (Potenz), und umso stärker ist die Reaktion: die Resonanz.

Rein chemisch gesehen ist ab einer Potenz von D23 der Wirkstoff materiell in der Lösung nicht mehr vorhanden. Die Schulmedizin geht davon aus, daß nur die Materie eine heilende Wirkung erzielen kann. Heute ist die Naturwissenschaft weiter. Die Physik hat nachgewiesen, daß nicht der Stoff selbst den heilenden Impuls vermittelt, sondern vielmehr die vom Stoff ausgehende Information. Sie ist sogar umso aktiver, je mehr sie sich von der Materie gelöst hat. Elektromagnetische Wellen können Substanzen durchschwingen und brauchen zur Übertragung keinen Stoff.

Auf dieser Grundlage arbeitet die Homöopathie: Die eingenommene Substanz liefert der Zelle elektromagnetische Signale, die entsprechende Reaktionen hervorrufen. Je höher die Verdünnung und Dynamisierung eines homöopatischen Mittels, desto höher ist die Ebene, auf der die Therapie durchgeführt werden kann. Niedrige Potenzen wirken auf der körperlichen Ebene, höhere auf der geistigen und seelischen Ebene. Man muß also nicht nur das richtige Mittel finden, das wie der Schlüssel ins Schloß paßt, sondern auch die richtige Potenz und Dosierung. Es gibt

Grund- oder Konstitutionsmittel, die bestimmte Grundstrukturen beim Patienten widerspiegeln.

Bei der Behandlung kann man entweder nur Einzelsubstanzen benutzen oder Kombinationen, sogenannte Komplexmittel. Bei der Gabe eines einzigen Mittels versucht man, mit einer einzigen passenden Schwingung alle negativen, störenden Schwingungen im Körper zu löschen. Dieses zu bewerkstelligen ist äußerst schwierig und kann nur einem erfahrenen Homöopathen gelingen, der mit Einfühlungsvermögen und Hinterfragung der Symptome dem Patienten die passende Therapie auf der richtigen Ebene zuordnet. Die Behandlung mit Einzelmitteln folgt den Gesetzen der klassische Homöopathie.

Je mehr unterschiedliche Blockaden und Belastungen vorliegen, desto schwieriger ist es, die passende Einzelsubstanz zu finden. Bei älteren und stärker belasteten Patienten, bei denen sich verschiedene Störungen überlagert haben, empfiehlt sich oft die Gabe von Kombinationsmitteln, d. h. es werden mehrere Schwingungen eingegeben. Das ist eine Art „Schrotschußmethode", man hofft, daß die passenden Schwingungen dabei sind; nicht passende sind für den Organismus bedeutungslos und entfalten keine Wirkung. Es kommt allerdings auch vor, daß ein Organismus auch auf passende Schwingungen nicht mehr reagiert – wenn nämlich die Blockade so stark ist, daß sein Regulationsmechanismus nicht mehr funktioniert.

Bei der Auswahl des geeigneten homöopathischen Mittels stehen dem Arzt mehrere Hilfsmittel zur Verfügung. Es gibt Nachschlagewerke, in denen man eine Auflistung aller Krankheitssymptome findet, denen die entsprechenden Substanzen zugeordnet sind. Fragenkataloge und Computerprogramme unterstützen die Auswahl. Diese Verfahren werden noch gesondert besprochen. Mit den in der Naturheilkunde möglichen Testverfahren können die für die Therapie nötigen Substanzen getestet werden.

Homöopathische Mittel werden aus den unterschiedlichsten Stoffen hergestellt. Als Basis können Pflanzen, Salze, Metalle oder auch Gifte, wie etwa Schlangengift dienen. Die Substanzen werden in mehreren Arbeitsgängen verdünnt und aktiviert.

Bei der Herstellung homöopathischer Mittel gibt es Sonderformen, z. B. die Spagyrikmedikamente, die vor der Verdünnung und Aktivierung noch speziell aufgearbeitet werden. Eine weitere Sonderform sind die Nosoden, die meist aus Stoffwechselprodukten von Tieren oder Mikroorganismen hergestellt werden (siehe auch Isotherapie). Die Nosodentherapie ist eine Reiz-und Umstimmungstherapie. Was die Basis der homöopathischen Medikamente betrifft, so sind fast keine Grenzen gesetzt. Alle uns umgebenden Substanzen können verwendet werden, so auch z. B. Teile von tierischen Organen (als „Organpräparate" bekannt) oder schulmedizinische Medikamente. Spagyrikmittel, Nosoden, Organpräparate und schulmedizinische Medikamente (Allopathika) in homöopatischer Form zählen zu den Mitteln der Homöopathie.

In der Zahnheilkunde kann die Homöopathie in allen Bereichen, bei allen Krankheitsbildern angewendet werden. Beispielsweise in der

Prophylaxe:	Gaben von homöopathischen Grundmitteln zur Vermeidung von Karies
Zahnerhaltung:	gegen spezielle Kariestypen, gegen bakterielle Balanceverschiebungen, zur Ausleitung von Giften bzw. Metallen (Palladium, Amalgam), bei Nervenschmerzen aller Art
Prothetik:	zur Ausleitung von unverträglichen und prothetischen Werkstoffen (Metalle, Kunststoffe, Zemente etc.) bei Schleiftraumen
Kieferorthopädie/ Gnathologie:	zur unterstützenden Behandlung mit einem Konstitutionsmittel und bei kleinen Kindern zur Prophylaxe
Chirurgie:	vor und nach operativen Eingriffen, zur unterstützenden Behandlung von Kiefer- und Zahnentzündungen
Parodontologie:	zur Wiederherstellung der Balance von Mund- und Darmflora und zur unterstützenden Behandlung lokaler und generalisierter (allgemeiner) Zahnfleischentzündungen.

Die Grenzen der Homöopathie liegen dort, wo durch Karies und Zahnverlust bleibende Schäden entstanden sind. Verlorene Zähne lassen sich nun einmal nicht wiedergewinnen, und Ersatz ist nur im Grobstofflichen möglich, also durch Füllungen, Kronen und Prothesen.

9.2 Isotherapie

„Iso-" kommt aus dem Griechischen und bedeutet *„gleich".* Bei der Isotherapie werden in der Hauptsache Krankheiten behandelt, deren genaue Ursache bekannt ist. Das Prinzip ist ähnlich wie beim Impfen: Der krankheitsauslösende Stoff wird — in abgeschwächter Form — benutzt, um den Organismus zu einer Abwehrreaktion zu veranlassen.

Krankmachende Stoffe, oder „Iso-Nosoden", werden in der naturheilkundlichen Zahnmedizin häufig angewandt: Homöopathisch aufbereitete Allopathika (schulmedizinische Medikamente), aber auch dem eigenen Körper entnommene Säfte und Stoffe wie Urin, Speichel, Blut (bei der Eigenbluttherapie), Zystengewebe und Zahnsubstanz, sogar dem Patienten entferntes Amalgam lassen sich bei der Behandlung einsetzen. Die verwendete Substanz, das Basismittel, ist also nicht, wie in der Homöopathie, ähnlich, sondern tatsächlich gleich.

Isopathische Medikamente werden nach dem gleichen Verfahren hergestellt wie homöopathische, durch Verdünnung und Aktivierung.

Anwendungsmöglichkeiten gibt es in allen Gebieten der Zahnmedizin, z.B. in der

Zahnerhaltung/ Prothetik:	zur Ausleitung von Amalgam mit zuvor entnommenem Amalgam, zur Ausleitung von unverträglichen Legierungen
Chirurgie:	zur Nosodentherapie bei Zysten, Granulomen und entzündlichen Prozessen (Herderkrankungen)
Parodontologie/ Stomatologie:	Nosodentherapie mit Bakterienkulturen zur Wiederherstellung der Balance von Mund- und Darmflora, Isotherapie mit Pilzkulturen, Organpräparaten oder Speichel.

Bei einer isopathischen Behandlung mit krankmachenden Stoffen kann der Patient, stärker noch als bei einer Therapie mit homöopathischen Mitteln, sowohl mit einer Verschlimmerung der Symptome als auch mit einer Abwehrreaktion rechnen. Die Antwort des Körpers auf die Substanz ist ähnlich wie die bei einer Impfreaktion. Bei der Isotherapie arbeitet der Arzt wieder auf der Ebene der feinstofflichen oder rein informativen Schwingungsebene, nicht auf der körperlichen Ebene.

9.3 Bach-Blütentherapie

Bei der Bach-Blütentherapie werden verdünnte Blütenessenzen verwendet. Die Bach-Blütenkonzentrate werden vom englischen Bach-Centre in Oxfordshire aus wildwachsenden Bäumen, Sträuchern und Blumen gewonnen. Die Pflanzen werden heute noch an den von Dr. Edward Bach bestimmten Fundorten gesammelt. Bach war ein erfolgreicher Bakteriologe, als er vor 70 Jahren diese Therapieform begründete.

Die Bach-Blütentherapie wird überall dort angewandt, wo das seelisch-geistige Prinzip Mit- oder Grundauslöser der Krankheit ist. Jedes Symptom gibt eine Botschaft über den Seelen-und Geisteszustand eines Menschen. Bach hat die Affinität (Beziehung) zwischen Blüten und bestimmten geistig-seelischen Konstellationen erarbeitet.

Die Therapie wird auch hier auf einer feinstofflichen oder rein informativen Schwingungsebene durchgeführt. Die Trägerflüssigkeit ist meist ein Gemisch aus Alkohol und Wasser oder Obstessig. Die Essenzen werden in der Therapie bis zu 240fach verdünnt.

Als heilende Information ist nur noch das Energiemuster vorhanden. Es gibt recht zuverlässige Methoden, die Wirksamkeit der Bach-Blüten nachzuweisen. Bei der Kirlianfotografie und der Blutuntersuchung mit der Dunkelfeldmikroskopie sieht man nach der Behandlung mit Bach-Blüten sofort eine positive Veränderung des Strahlenmusters und ein besseres Blutbild.

Wie bei der Homöo- und Isotherapie trifft man die Wahl der Blütenessenzen nach sorgfältiger Hinterfragung der Symptome und möglichen Ursachen, unterstützt von Testungen.

In der Zahnmedizin liegen die Anwendungsgebiete überall dort, wo eine seelische Problematik offenkundig ist. So vor allem in der in der

Kieferorthopädie/ Gnathologie:	Die „seelische Haltung" eines Patienten führt zu muskulärem Ungleichgewicht. Der Patient muß wieder seinen „Biß bekommen".
Parodontologie/ Stomatologie:	Bei einem seelisch kraftlosen und gestreßten Menschen werden Zähne locker, sie haben keinen Halt mehr — so wie auch der Mensch seinen Halt durch negative Lebensführung oder Lebensumstände ver-

	loren hat (und sei es lediglich durch mangelnde Mundhygiene aus „Zeitmangel").
Zahnerhaltung/ Prothetik:	Zahnverlust und -verfall weisen oft auf eine „Aufweichung" der seelisch-geistigen Kraft des Menschen hin.

9.4 Orthomolekulartherapie

Unter Orthomolekulartherapie faßt man die Gabe von Mineralien, Spurenelementen, Vitaminen, Enzymen und Katalysatoren zusammen. Ziel ist die Aufhebung eines Mangels oder die Unterstützung einer bestimmten Körperfunktion. Orthomolekulare Stoffe sind notwendige Bestandteile chemischer Zyklen unseres Organismus, die in ein komplexes Regelsystem eingebunden sind. Verschiebungen, Störungen, Mängel in einem oder mehreren Regelkreisen haben oft weitreichende Konsequenzen.

Die Orthomolekulartherapie ist in der Regel eine Substitutionstherapie, d. h. Mangelzustände werden durch die Zufuhr der fehlenden Substanz ausgeglichen. Das geschieht auf der materiellen, körperlichen Ebene — im Unterschied zur Homöo- und Isotherapie, die auf der feinstofflichen Ebene durchgeführt wird. Es besteht jedoch auch die Möglichkeit, diese Substanzen in homöopathischer Form einzunehmen, um so eine bessere Aufnahme der grobstofflichen Elemente zu erreichen.

9.4.1 Wie kommt es zu Mangelzuständen oder Balanceverschiebungen?

Häufig liegen nicht Mangelzustände, sondern Balanceverschiebungen vor: also ein Zuwenig des einen, gleichzeitig aber ein Zuviel eines anderen. Die Ursachen sind vielfältiger Natur. In erster Linie ist Fehlernährung zu nennen, hervorgerufen durch einseitige Ernährung und/oder falsche Lebensführung. Oft liegt eine Störung der Resorption (Aufnahme) vor z. B. durch eine Krankheit im Verdauungstrakt. Mineralien und Vitamine werden hauptsächlich vom Darm aufgenommen. Darmerkrankungen wie Colitis ulcerosa, Morbus Crohn oder Pilzansiedlung verhindern dies. Das Ergebnis ist das gleiche wie bei der Fehlernährung, die Stoffe sind zwar in der Nahrung ausreichend vorhanden, werden aber unverarbeitet ausgeschieden, also nicht resorbiert bzw. genutzt.

Resorptionsstörungen können als Folge der Gabe von allopathischen (schulmedizinischen) Medikamenten auftreten. Nicht immer ist die Verabreichung dieser Mittel vermeidbar, in manchen Fällen muß man ihre Nebenwirkungen in Kauf nehmen.

Fehlernährung liegt vor, wenn ein Mensch zuviel oder zuwenig ißt, sich einseitig von tierischen Eiweißen (Fleisch, Butter) oder Kohlehydraten (Brot, Nudeln) ernährt, zuviel Alkohol oder zuwenig Wasser trinkt. Unsere Ernährung sollte ausgewogen sein und den Lebensumständen entsprechen, insbesondere den weithin vorherrschenden Bewegungsmangel berücksichtigen. Ständig wechselnde, einseitige Diäten führen oft zu Mangelerscheinungen und Balancestörungen. Auch der Streß, dem sich heute kaum jemand entziehen kann, führt zu schnellem und falschem Essen. Nicht umsonst hat Fast food Hochkonjunktur. Man läßt sich für das Essen keine Zeit, kaut nicht mehr richtig. Die Nahrung wird dadurch nicht richtig verdaut und blockiert so Magen und Darm. Aber ganz einfach auch Essen zum falschen Zeitpunkt – spät abends oder nachts – oder *falsches* Essen zum falschen Zeitpunkt – die große Salatplatte zum Abendessen – können Probleme verursachen. Rohkost enthält schwer verdauliche Zellulose. Am Abend genossen, kann sie bei Verdauungsschwächen zu Gärprozessen und Methylalkoholbildung führen; sie bläht dann den Darm und schädigt die Leber, ohne daß man einen einzigen Tropfen Alkohol getrunken haben muß.

Die Ernährung ist von grundlegender Bedeutung für die Gesundheit. Sie ist der Teil der Gesundheitsvorsorge, der vom Patienten selbst erbracht werden kann und muß. Ihr sollte man zuerst Aufmerksamkeit schenken, bevor man zu aufwendigen medizinischen Maßnahmen greift.

Umweltgifte sind ein weiterer Faktor, der orthomolekulare Störungen begünstigt. Nikotin, Tabletten, Drogen, Schwermetalle, Dioxine, Formaldehyde und auch hier wieder Amalgame führen zu Stoffwechselverschiebungen.

Zum Thema Mineralien gehört speziell in der Zahnmedizin auch wieder die Frage nach der Fluorapplikation. Wie bei allen Mineralien und Spurenelementen sollte man zunächst klären, inwieweit ein Mangel vorliegt. Laboruntersuchungen und Tests können klären, ob mit der Nahrung und dem Trinkwasser genügend Mineralien aufgenommen werden oder ob man zur Vorsorge oder Therapie welche zuführen sollte.

Die wohl bekannteste Untersuchung zur Mineralanalyse (vor allem in der Schulmedizin) ist die Blutuntersuchung. In der Naturheilkunde wird auch oft die Haarmineralanalyse angewandt. Einige (nicht gefärbte!) Körperhaare werden zur Analyse an ein Labor geschickt. Diese Untersuchung ist sehr aufwendig, sowohl die Laboruntersuchung als solche als auch die Interpretation der Ergebnisse durch den Therapeuten. Sie wird von den Kassen in der Regel nicht übernommen. Es können rund 40 Substanzen bestimmt werden – Mineralien, Spurenelemente, aber auch toxische Stoffe als mögliche Krankheitsursache. Beide Analyseformen, die Blut- und die Haarmineraluntersuchung, überprüfen die materielle, körperliche Ebene.

Vor einer Substitutionstherapie sollte man immer abklären, was und wieviel ergänzt werden muß. Auch hier gilt, daß blinder Eifer nur schadet. Schüttet man wahllos irgendwelche Substanzen in den Körpern hinein, so kann es, besonders bei grobstofflichen Ergänzungspräparaten, zu negativen Reaktionen kommen. Im günstigsten Fall werden die Stoffe unverarbeitet ausgeschieden, sie können sich aber auch im Körper anreichern, komplizierte Regelkreise des Stoffwechsels stören und dann auch eher schaden als nützen. Nicht zuletzt ließe sich viel Geld sparen, wenn man durch eine sorgfältige Diagnose unnütze Therapiemaßnahmen vermiede.

Mangelzustände und Balanceverschiebungen lassen sich auf der feinstofflichen wie auf der grobstofflichen Ebene mit dem Vega-Test, der Elektroakupunktur, dem Mora- oder Bicom-Gerät, dem kinesiologischen Test etc. feststellen. Die anschließende Therapie kann sich auf die fein- oder grobstoffliche Ebene beschränken oder, wie meistens vorgegangen wird, beide miteinbeziehen. In dem Fall werden fein- und grobstofflich wirkende Präparate miteinander kombiniert.

In der Zahnmedizin liegt der Anwendungsbereich der orthomolekularen Therapie aber insbesondere in der **Zahnerhaltung:** bei vermehrter Kariesbildung und Zahnverlust; in der **Parodontologie** und **Stomatologie:** bei Störungen im Bereich des Knochens, des Zahnhalteapparats und des Zahnfleischs, mit entsprechenden Entzündungen und Abbauvorgängen.

9.5 Diagnostik und Labortechnik

Der Therapie geht in der Regel die Diagnostik voraus. Diese bedient sich in vielen Fällen der Labortechnik. Die für die Zahnmedizin wichtigsten Verfahren möchte ich hier erläutern.

Wie im vorangegangenen Kapitel erwähnt, können Mineralien, Spurenelemente und Umweltgifte über Blut- und Haaranalyse bestimmt werden. Viele naturheilkundlich behandelnden Zahnärzte verfügen über Geräte wie Bicom, Mora, Vega und Elektroakupunktur. Diese Geräte sind teilweise sehr aufwendig. Dem naturheilkundlich behandelnden Arzt, der diese Apparate nicht anwenden möchte, bieten sich für die unterschiedlichen Fragestellungen mehrere Möglichkeiten an.

In der Zahnerhaltung müssen vor allem Belastungen durch Amalgam abgeklärt werden. Mit dem „Kaugummitest" läßt sich der Quecksilbergehalt des Speichels bestimmen, aber auch Blut, Urin und Haare können zum Quecksilbernachweis herangezogen werden. Untersuchungen des Speichels, des Urin und des Blutes sind immer relativ variabel, da die Ernährung und das Verhalten des Patienten am Tag vor der Entnahme einen entscheidenden Einfluß auf das Resultat haben. Das Ergebnis der Haarmineralanalyse ist weniger vom spontanen Verhalten und der Ernährung des Patienten in den Stunden vor der Entnahme abhängig, als von seinem allgemeinen Verhalten und seiner Ernährung, die typisch für den jeweiligen Menschen sind und uns damit einen Spiegel der chronischen Belastungen und eventuell eines ständigen Fehlverhaltens über Monate und Jahre zeigen.

In der Zahnerhaltung und der Parodontologie werden oft Bestimmungen des Mineralhaushalts nötig. Auch hier werden in der Regel Blut oder Haare untersucht.

Speichel- und Stuhluntersuchungen zieht man zur Bestimmung von Pilzbefall, pathogenen Bakterienstämmen bakteriellen Balanceverschiebungen heran, was häufig in der Zahnerhaltung und der Parodontologie notwendig ist. Wir erinnern uns, daß der Mund der Beginn des Verdauungstrakts ist. Störungen im Darm sind häufig in direktem Zusammenhang mit der Mundhöhle und ihrer Flora zu sehen. Meist wird darum neben der Stuhlprobe ein Abstrich der Zungen- und Mundschleimhaut ans Labor geschickt.

Zur Bestimmung der Streptokokken und Laktobazillen in der Zahnerhaltung werden mit Sticks Abstriche von der Zungenschleimhaut genommen. In einem meist praxiseigenen Inkubator werden die entnommenen Proben bei 37 °C bebrütet. Nach ca. vier Tagen kann der Zahnarzt Aussagen über die Kariesaktivität und damit über das spezielle Kariesrisiko für den Patienten machen.

Die ph-Wert-Bestimmung des Speichels ist einfach: Sie wird wie beim Urin mit Färbepapier vorgenommen. Der ph-Wert des Speichels gibt Auskunft über die Ernährung. Bei hohem Zuckerkonsum liegt er niedrig. In dem Fall kann der Speichel die Säure, die nach dem Essen durch Mikroorganismen gebildet wird, nicht mehr neutralisieren – sie kann also ungehindert den Zahn angreifen. Bei Nahrungsumstellung ändert sich der ph-Wert entsprechend. Die Aussage über den ph-Wert des Speichels ist eine Momentaufnahme.

Aussagen über den Säuren-Basen-Haushalt sind schon schwieriger zu treffen. Der ph-Wert des Blutes bzw. die Neutralisierungskapazität der Blutzellen weisen auf den allgemeinen Zustand des Organismus bzw. des Säure-Basen-Haushalts hin. Im Unterschied zur Speichelanalyse, die eine Momentaufnahme darstellt, bekommen wir hier einen Zustand zu sehen, der sich über Jahre hinweg entwickelt hat – in der Regel durch ungesunde Lebensführung oder Fehlverhalten. Die Pufferkapazität der Blutzelle zeigt uns, in welchem Grad der Körper übersäuert ist und wie die Möglichkeiten der Gegenregulation bzw. Basen sind, überschüssige, auf Dauer krankmachende Säuren abzufangen, d. h. abpuffern zu können. Gefährlich ist eine starke Übersäuerung des Organismus – mit ihr verbunden ist eine Schwächung des Immunsystems, die wiederum zu zahlreichen Krankheitsbildern führen kann.

Säureüberschuß spielt vor allem in der Parodontologie eine große Rolle. Bei einer starken Übersäuerung des Organismus wird es zu Schäden im Zahnhalteapparat, am Knochen und an Zahnfleisch kommen. So ist über die Regulation des Säure-Basen-Haushalts (meist mit Basenstoffen, Entsäuerungssalzen und Ernährungsumstellung) eine Möglichkeit gegeben, im zahnmedizinisch-parodontologischen Bereich eine Verbesserung der Situation in der Mundhöhle zu erreichen.

Das Blut ist sicherlich *der* „Saft" des Menschen, der mit am meisten untersucht wird. In der Naturheilkunde gibt es außer den üblichen Blutuntersuchungen, die in der Regel Aussagen über Entzündungsprozesse und Inhaltsstoffe liefern sollen, eine Vielzahl anderer Blutuntersuchungen, bei denen die zugrundeliegende Fragestellung eine andere ist als in der Schulmedizin.

Ein Beispiel ist die Untersuchung des Lebendbluts im Dunkelfeld. Unter einem speziellen Mikroskop wird eine kleine, dem Patienten aus Fingerkuppe oder Ohrläppchen entnommene Probe sofort untersucht. Meist kann der Patient selbst in das Mikroskop sehen. Er kann die Erklärung und Auswertung gleich miterleben und so besser verstehen. Die Grundlage der Auswertung bzw. Untersuchung des Blutes bildet die Idee von Prof. Dr. Günther Enderlein (1872–1968), die darin besteht, daß ein Mikroorganismus unter festgelegten Voraussetzungen in unterschiedlichen Formen und Entwicklungsstadien auftreten kann, ohne seine spezielle Eigenart zu verlieren. Dieser Mikroorganismus kann sich vom winzigen Bakterium bis zu hochentwickelten Pilzformen weiterentwickeln. Er ist zunächst nicht schädlich und lebt in Harmonie mit dem menschlichen Organismus. Durch Fehlverhalten des Menschen – bis hin zu ungesunder und der Natur entgegengesetzter Lebensweise – geraten diese Mikroorganismen außer Kontrolle. Sie entwickeln sich je nach Zustand des menschlichen Organismus weiter, bis hin zu parasitären Bakterien und Pilzen. Diese unterschiedlichen Zustandsformen kann man im Dunkelfeldmikroskop am Lebendblut untersuchen und Aussagen über das Immunsystem und Krankheitsursachen machen.

In der Zahnheilkunde kann eine Dunkelfeld-Blutuntersuchung vor allem in der Parodontologie manchen wichtigen Hinweis auf die mögliche Grunderkrankung geben.

Eine für die Zahnmedizin weitere interessante Blutuntersuchung ist der Test mit Spenglersanen. Diese enthalten Antikörper gegen verschiedene Viren, Bakterien und Gifte mit den entsprechenden Gegengiften aus dem Blut immunisierter Kaninchen oder aus dem Blut mit Krankheitserregern geimpfter Tiere. Diese Spenglersane sind von Dr. Carl Spengler (Davos) entwickelt worden. Insgesamt gibt es 28 Polysane mit häufig vorkommenden Krankheitserregern. Beim Test wird ein Tropfen Blut des Patienten mit einem Tropfen Spenglersan vermischt. Wenn der Organismus des Patienten schon einmal mit dem betreffenden Erreger in Berührung gekommen ist, verklumpt das Blut. Der Grad der Verklumpung gibt Aufschluß über die Art und Schwere der Krankheiten des Patienten. Für die Zahnmedizin sind besonders Aussagen über mögliche Herdbelastungen von Bedeutung. Bei Herdbelastung des Patienten führt die anschließende Therapie mit dem getesteten Polysan zu Schmerzen am auslösenden Zahn oder Kieferbereich – das macht eine Herdlokalisation möglich.

9.6 Diagnostik und Therapie mit biophysikalischen Geräten

Alles ist Schwingung. Dieses Schwingungs- oder Bioresonanzprinzip ist die Grundlage der modernen naturheilkundlichen Apparatemedizin. Die in der Zahnmedizin am häufigsten verwendeten Methoden und Geräte möchte ich kurz vorstellen.

Eine Methode ist die **Elektroakupunktur (EAV)** nach Voll. Im Gegensatz zur klassischen Akupunktur, die mit Nadeln arbeitet, ist die Elektroakupunktur in der Regel ein Diagnoseverfahren. Über Akupunkturpunkte an Händen und Füßen werden die Schwingungsresonanzen bestimmter Stoffe gemessen. Der Patient hält eine Handelektrode, die mit einem Meßgerät und einer Medikamentenwabe verbunden ist. Der Therapeut hat die Meßelektrode in der Hand und setzt sie an entsprechende Akupunkturpunkte. Die zu testenden Stoffe können in eine Meßwabe im Gerät eingegeben werden. So entsteht ein geschlossener Meßkreis zwischen dem Gerät und dem Patienten.

An Akupunkturpunkten ist die Haut besonders durchlässig und weist ein erhöhtes elektrisches Potential auf. Jede unserer Körperzellen besitzt ein elektrisches Feld. In jedem Atom schwingen subatomare Teilchen, die Biophotonen.

Voll hat für die Messung an Akupunkturpunkten einen Normwert oder positiven Wert zugrundegelegt. Wird nun eine zu testende Substanz in den Meßkreis zwischengeschaltet, so kann sich der anfängliche Normwert auf der Meßskala nach unten oder oben verändern. In vielen tausend Messungen konnte Dr. Voll eine Wertordnung schaffen, d. h. Werte ermitteln, die den Normwert oder positiven Wert unterschreiten und damit auf eine bestimmte negative Beziehung zwischen dem Patienten und der getesteten Substanz hinweisen. Bei der EAV ist der Arzt also be-

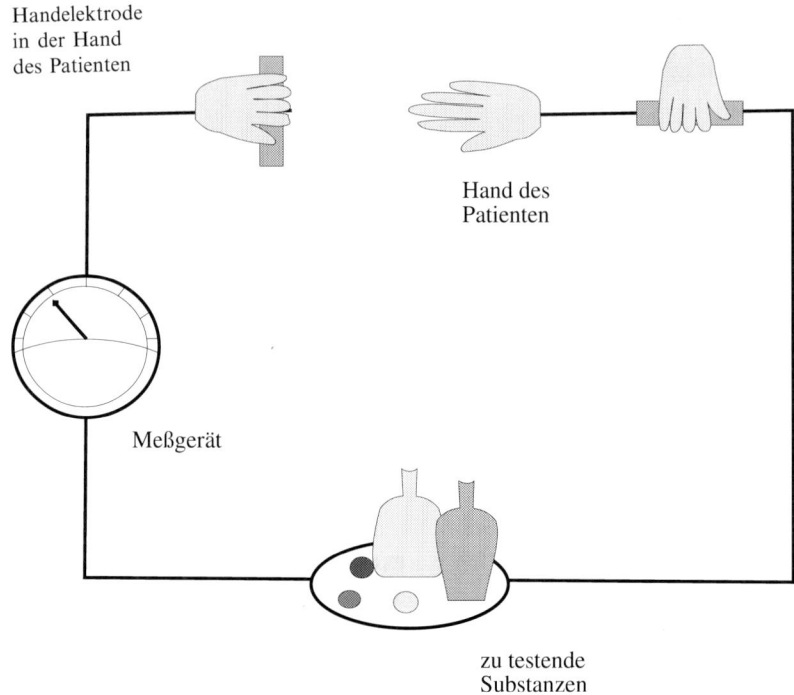

Handelektrode
in der Hand
des Patienten

Meßelektrode
in der Hand
des Arztes

Hand des
Patienten

Meßgerät

zu testende
Substanzen

Abb. 84: Meßanordnung

strebt, durch die getesteten Stoffe immer auf einen Normwert zu kommen.

Die getesteten Stoffe rufen eine *Resonanz* beim Patienten her. Die Reaktion ist auf der Meßskala ablesbar. Die Interpretation ist festgelegt. Sie hat sich durch Therapien, die Dr. Voll im Anschluß an die Messungen vornahm, bestätigt.

Diese Testsubstanzen können grob- oder feinstofflicher Natur sein. In der Regel werden homöopathisch aufbereitete Stoffe getestet.

Wir können über die Meßanordnung Diagnose betreiben und Art und Ursache der Störungen im menschlichen Organismus feststellen. Mit derselben Meßanordnung können wir auch gleichzeitig die Therapie

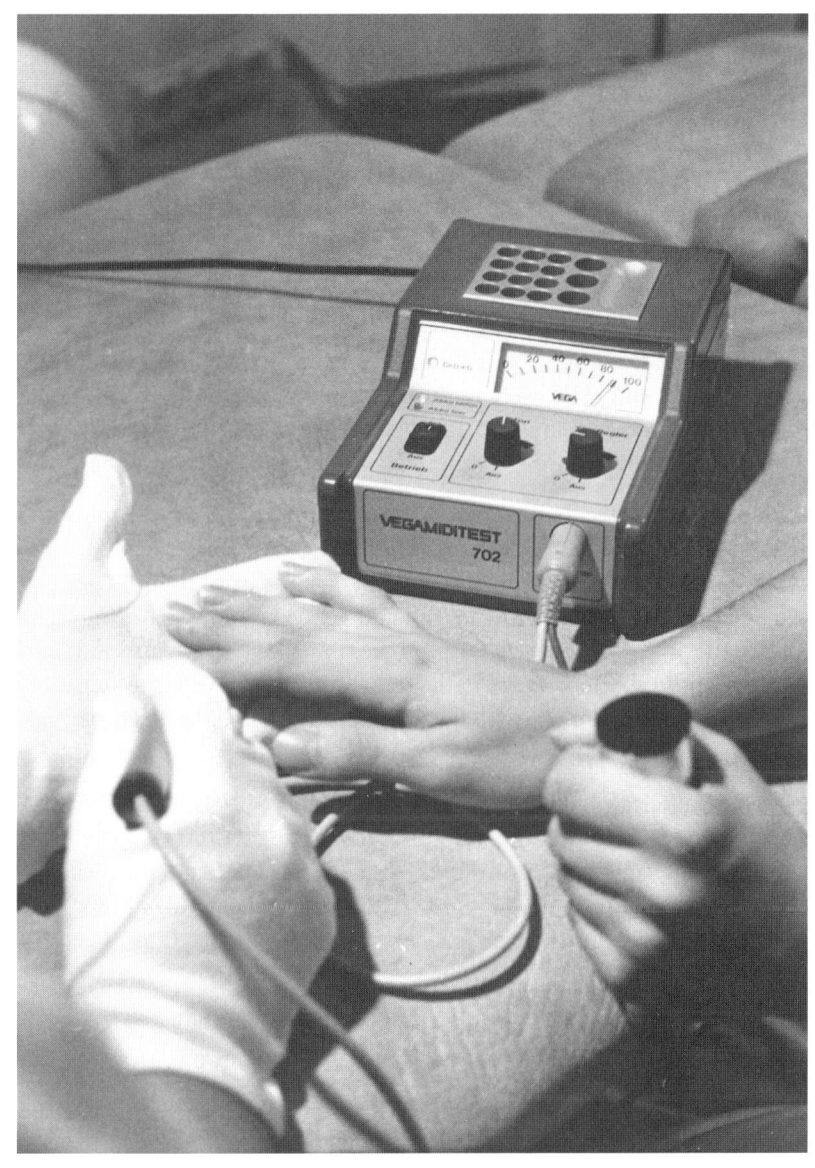

Abb. 85: EAV-Gerät

festlegen. Die Stoffe, die im Organismus eine Resonanz hervorrufen, können im Sinne des schon besprochenen Simile-Prinzips — Ähnliches mit Ähnlichem heilen — in homöopathischer Aufbereitung eine Heilung herbeiführen.

Nach der Testung erfolgt die Therapie mit den getesteten homöopathischen Medikamenten. Die Tests nach Voll sind sehr umfangreich und erfordern viel Zeit und Geduld. Es gibt mehr als hundert Akupunkturmeßpunkte und die Zahl der zu testenden Substanzen ist fast grenzenlos. Nur ein erfahrener EAV-Arzt kann eine sinnvolle Auswahl treffen.

Die Elektroakupunktur und die verwendeten Geräte haben sich in den letzten Jahren sehr stark weiterentwickelt, es gibt heute eine ganze Reihe von Geräten, die zwar auf der Basis der Elektroakupunktur entwickelt wurden, aber doch in einigen Punkten Abweichungen aufweisen.

Eine Weiterentwicklung der EAV ist die **bioelektronische Funktionsdiagnostik (BFD)** nach Dr. Pflaum. Hierbei steht die Frage nach der Regulationsfähigkeit des Patienten im Vordergrund: In wieweit ist der Organismus so vorgeschädigt, daß er schädigenden Einflüssen nicht mehr gegensteuern kann? Die BFD mißt die Fähigkeit, zu regulieren und Reize zu beantworten. Dem Patienten werden Reize übermittelt, aufgrund der Reaktionen wird die Diagnose ermittelt und die Therapie festgelegt.

Das Vega-Verfahren wurde von Dr. Schimmel entwickelt. Hierbei werden nur einige ausgewählte Akupunkturpunkte getestet. Es geht nicht um das Erreichen eines Normwertes, sondern um Ja/Nein-Aussagen. Ein Mittel, das eine Resonanz hervorruft, bringt den Zeiger des Meßgeräts unter einen bestimmten Richtwert — das ist dann eine Ja-Aussage.

Auch beim Bicom- und beim Mora-Gerät wird auf der Grundlage der Schwingungstheorie an Akupunkturpunkten getestet. Das Besondere an diesen Geräten liegt darin, daß sich in der sofort an die Messung anschließenden Therapie störende, krankmachende Schwingungen mit phasenversetzten Gegenschwingungen gelöscht werden können. Dem Organismus wird so die Möglichkeit zur Selbstheilung gegeben.

All diese Geräte sind in allen Teilgebieten der Zahnheilkunde anwendbar. In vielen naturheilkundlich orientierten Praxen sind sie bereits ein fester Bestandteil der Ausstattung.

Mit der Decoderdermografie, der Thermografie und der Kirlian-Fotografie besitzt der Arzt bzw. Zahnarzt weitere Diagnosehilfen. Diese Geräte sind noch nicht so stark verbreitet wie die vorher beschriebenen, bieten aber ebenso gute Möglichkeiten.

Was ist **Decoderdermografie?** Im Organismus gibt es eine Art Transitstrecken. Zwischen den Organen liegt das Bindegewebe, eigentlich ein Zwischenzellgewebe. Es enthält Nerven, Blutgefäße, Lymphbahnen und -knoten, mit dem es eine Verbindung zu den einzelnen Organen herstellt. Ein hoher Prozentsatz der immunologischen Vorgänge spielt sich im Bindegewebe ab. Der Organismus wird mit lebenswichtigen Stoffen versorgt, Schlacken und Abfallstoffe werden abtransportiert. Dieser An- und Abtransport wird behindert, wenn der Organismus, d. h. sein Bindegewebe, stark verschlackt ist. Dann kann das Immunsystem nicht mehr optimal arbeiten, der Organismus ist in seiner Regulation, in seiner Antwort auf Umweltreize, gestört. Es kommt zu chronischen Krankheiten.

Die Verschlackung des Bindegewebes läßt sich mit der Decoderdermografie messen und aufzeichnen. Mittels Elektroden wird ein Strom durch den Körper geleitet. Je nach Widerstand oder Stromdurchfluß erhält man Aussagen über den Zustand des Gewebes und seine Regulationsfähigkeit.

Die Decoderdermografie dient vor allem dazu, *vor* Zahnbehandlungen festzustellen, wie der Patient auf Entgiftungen, Extraktionen oder Herdsanierungen reagieren wird. Bei starker Verschlackung hat eine Sanierung oft nicht die gewünschte positive Wirkung auf den Gesamtorganismus. Es ist darum sinnvoll, vorher eine entschlackende Therapie durchzuführen.

Mit der Thermografie mißt man das thermische elektrische Verhalten der Haut. Störfelder, Herde — also chronische Krankheitsbilder — und akute entzündliche Prozesse, die sich im Inneren eines Organismus abspielen, projizieren sich auf entsprechende Hautareale. Diese haben dann eine veränderte Temperatur im Verhältnis zur normalen Hauttemperatur.

Anhand eines spezifischen Bezugswerts, der heute in den Apparaten bereits gespeichert ist, werden mehrere Messungen der Hauttemperatur vorgenommen und mit der Bezugsgröße verglichen. Entscheidend ist auch hier, daß vor der zweiten Messung auf den Organismus ein Reiz ausgeübt wird. Der Körper müßte auf den Reiz antworten. Haben wir in der Wärmemessung nun einen Abfall der Hauttemperatur, so handelt es sich eher um ein chronisches Geschehen, der Organismus ist blockiert, nicht mehr regulationsfähig.

Akute Entzündungen zeigen sich durch Temperaturerhöhung, chronische Erkrankungen, die den Regulationsmechanismus des Körpers blockieren, führen eher zu einem Wärmeabfall. Wie bei der Decoderdermografie haben wir also die Möglichkeit, Regulationsstarren aufzudecken. Der Anwendungsbereich in der Zahnheilkunde ist der gleiche wie bei der Decoderdermographie.

Die **Kirlian-Fotografie** beruht auf einer Entdeckung des russischen Forscherehepaars Kirlian. Peter Mandel hat die Grundidee aufgenommen und ein Gerät entwickelt, mit dem man die Endpunkte der Finger und Zehen so aufnehmen kann, daß ihre energetischen Felder sichtbar werden. Gemäß den Zuordnungen der Akupunktur hat jedes dieser Felder eine Beziehung zu einem Organ oder einer Struktur des Organismus. Je nach Qualität und Zeichnung der Strahlung kann man Aussagen über den Zustand des Organismus machen.

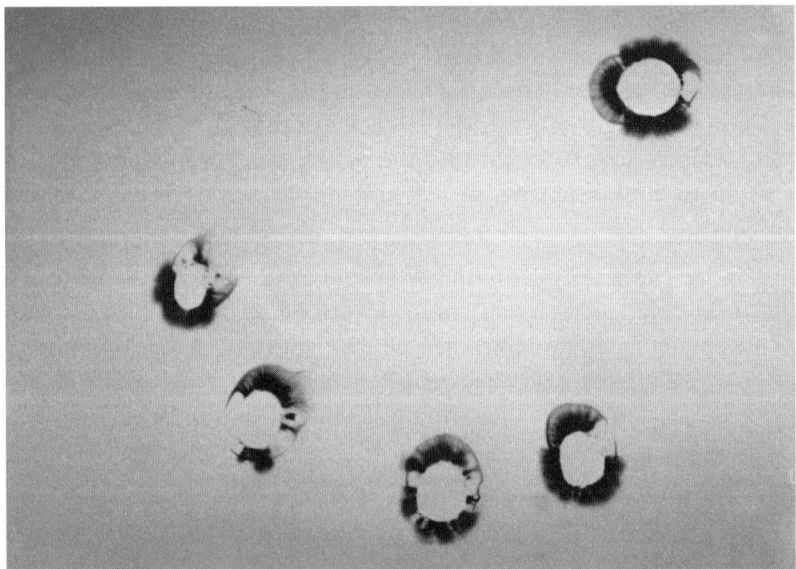

Abb. 86: Kirlian-Fotografie

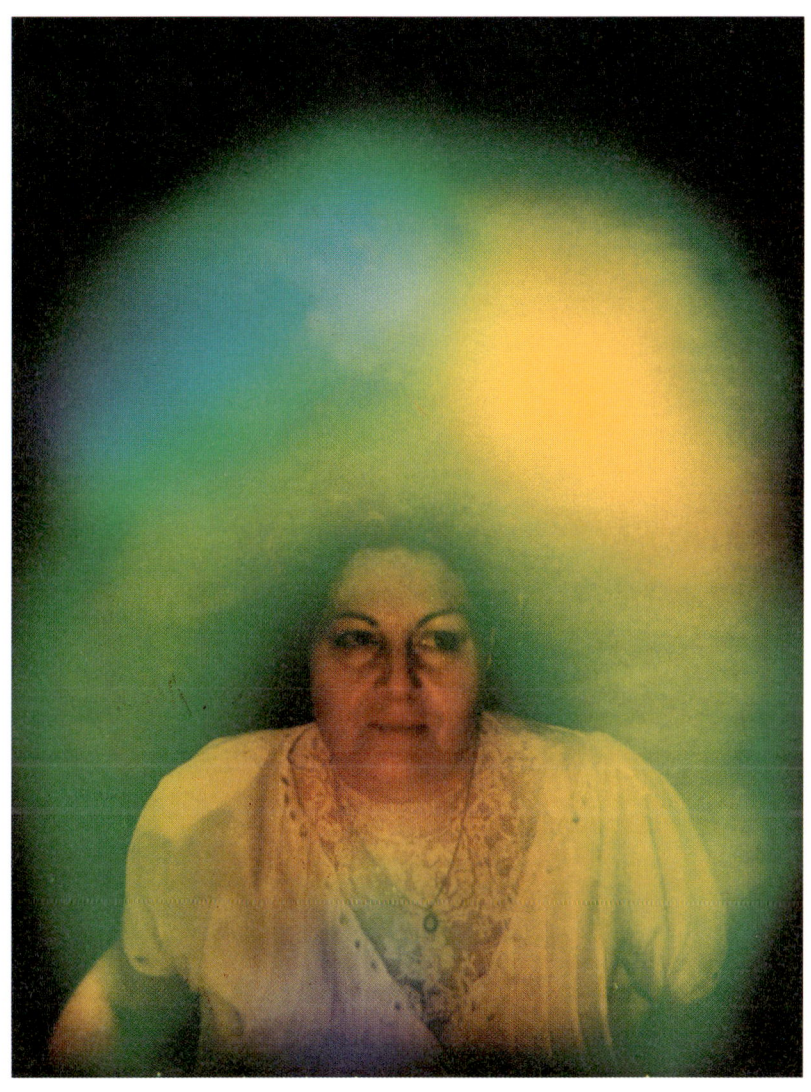

Abb. 87: Aura

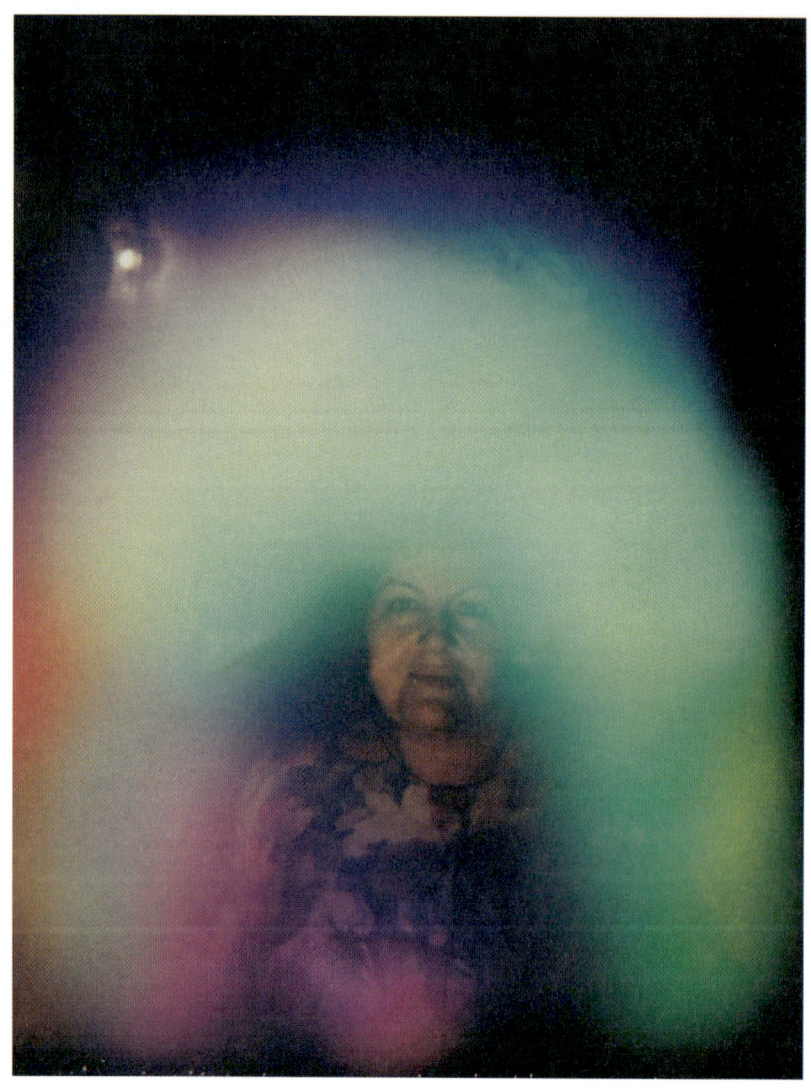

Abb. 88: Aura

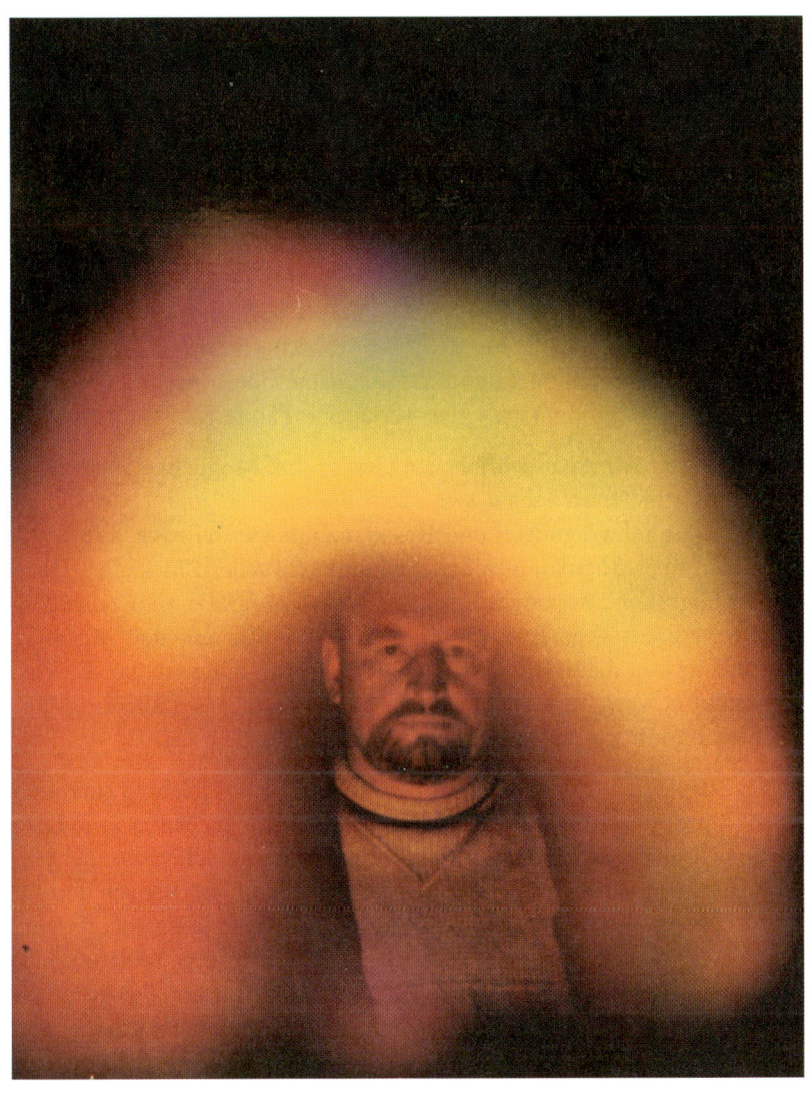

Abb. 89: Aura

Wir können so feststellen, ob der Organismus im vegetativen Bereich auf Umweltreize reagiert oder ob eine starke Verschlackung bereits zu Krankheitsbildern oder gar zu chronischen Storungen mit einer Regulationsstarre geführt hat. Neben dieser allgemeinen Aussage geben spezielle Strahlungsphänomene Hinweise auf Störungen in bestimmten Organen und Strukturen. Daraus ergeben sich auch Rückschlüsse auf den Zahn-Kiefer-Bereich.

Eingesetzt wird die Kirlian-Fotografie, ebenso wie die Decoderdermografie und die Thermografie, insbesondere *vor* zahnärztlichen Eingriffen und Behandlungen. Mit der Kirlian-Fotografie lassen sich Blockaden feststellen, die durch Metalle und Amalgame oder durch degenerative Prozesse wie Granulome, Zysten, verlagerte Zähne entstanden sind.

Vergleichen wir die beschriebenen Geräte, ihre Möglichkeiten und Anwendungsgebiete, so zeigen sich Gemeinsamkeiten und Unterschiede. Alle messen Schwingungen und Resonanz auf Umweltreize, alle liefern Aussagen über Regulationsmöglichkeiten eventueller Blockaden. Decoderdermografie, Thermografie und Kirlian-Fotografie sind reine Diagnoseverfahren; Vega-Test, Elektroakupunktur, Bicom- und Mora-Gerät sind sowohl diagnostisch als auch therapeutisch einsetzbar. Elektroakupunktur, Vega-Test, Bicom- und Mora-Gerät liefern allerdings eine größere Bandbreite an möglichen Aussagen.

Vega-Test, Elektroakupunktur, Bicom- und Moraverfahren sind nicht leicht reproduzierbar. Diese Verfahren sind in großem Maße vom Tester abhängig, nicht nur von seiner Erfahrung, sondern auch von seiner physischen und psychischen Verfassung. Messungen im Bereich feinster Schwingungen sind in höchstem Maße störanfällig. Die Tagesverfassung von Patient und Tester ist z. B. abhängig von Nahrung, Schlafqualität, Witterung etc., sie kann das Meßergebnis beeinflussen. Die Raumbeschaffenheit − Baustoffe, Materialien, Elektrosmog und energetische Störfelder − tragen weiter zu Ungenauigkeiten bei. Das müssen Arzt und Patient wissen. Messungen mit diesen Geräten sind nicht 100% aussagekräftig. Oft ist ein zweiter oder gar dritter Test notwendig. Es empfiehlt sich auch wegen der Meßsicherheit, ein anderes Verfahren zum Vergleich heranzuziehen, z. B. die Kinesiologie. Ergebnisse der Kirlian-Fotografie, Thermografie und Decoderdermografie dagegen sind jederzeit reproduzierbar. Hier ist die Interpretation, die Auswertung des Testergebnisses, entscheidend.

Ebenso sollte der Patient wissen, daß diese Geräte nur einen Impuls geben. Die krankmachende Schwingung wird unmittelbar während der Therapie am Gerät gelöscht. Unter Umständen kann der Patient durch einen Impuls schon dauerhaft geheilt sein. Das ist aber nicht oft der Fall. Bleibt nämlich die Lebensführung gleich, so werden neue schädliche Schwingungen in den Organismus einströmen — die positive Schwingung wird wieder von den störenden Schwingungen überlagert werden. Der Patient ist nicht dauerhaft geheilt.

Die naturheilkundlichen Apparatemedizin kann den Heilungsprozeß nur in Gang setzen und unterstützen — zur vollständigen Heilung gehören Selbsterkenntnis und eine Änderung der Lebensführung (siehe Abb. 82 und 83).

Alle Bioresonanz- bzw. biophysikalischen Diagnose- und Therapiemöglichkeiten sind in allen Bereichen der Zahnheilkunde anwendbar.

9.7 Kinesiologie

Kinesiologie ist die Lehre von den Bewegungen und Kräften der Muskulatur. Sie liefert uns die Möglichkeit einer apparatelosen Diagnostik. Dr. George Goodheart ist der Begründer der **Angewandten Kinesiologie.** Goodheart hat aus der Akupunktur gefolgert, daß jeder Muskel mit einem Organ in Wechselbeziehung steht, daß Organprobleme sich auf die zugehörige Muskelgruppe projizieren und diese schwächen. Eine Untersuchung der Muskelkraft läßt Rückschlüsse auf den Zustand des betreffenden Organs zu.

Auf dieser Grundlage hat sich die Kinesiologie in den letzten Jahren weiterentwickelt. Dr. John Diamond ist dazu übergegangen, auch andere Faktoren, wie die Verträglichkeit in der Umgebung vorkommender Stoffe anhand von Muskeltests zu überprüfen. Prof. Dr. König (TU München) hat festgestellt, daß unseren Körper unterschiedliche Energiefelder umgeben. Diese Energie- bzw. Kraftfelder können durch Stoffe geschwächt oder gestärkt werden. Der Körper reagiert unbewußt auf alle uns umgebenden Substanzen, jede einzelne Zelle nimmt die Schwingungen auf. Bringt man etwas Negatives in den Energiebereich der Testperson oder gibt es ihr in die Hand, so wird sich der Testmuskel als schwach erweisen.

Nach Dr. J. Diamond können alle Muskeln getestet werden, die nicht krank oder gestört sind. Der Therapeut muß also zuerst prüfen, ob der Muskel ohne Stoffprobe stark bleibt. Manchmal sind Patienten nicht zu testen, vor allem, wenn psychische Blockaden vorliegen. Um das festzustellen, führt man nach dem neutralen Test einen zweiten mit einer eindeutig schädlichen Substanz durch. Wenn dann der Muskel korrekt kraftlos ist, dann ist der Patient testbar. Wichtig ist, daß auch der testende Arzt kein negatives Kraftfeld hat, z. B. durch Krankheit oder psychische Störungen, da sonst bereits beim neutralen Test der Muskel des Patienten eine Schwäche zeigen kann.

Die Einsatzmöglichkeiten der Kinesiologie sind unbegrenzt, sie erfordert auch kein teures, umständlichen Gerät. Es können die gleichen Stoffe wie mit EAV- und Vega-Geräten getestet werden. Die kinesiologische Muskeltestung ist allerdings nur ein Diagnoseverfahren, keine Therapie.

9.8 Diagnostik über die Sinne

Es gibt viele naturheilkundlich orientierte Therapeuten, die eine Apparate-Diagnostik ablehnen. Sie stehen auf dem Standpunkt, daß der Arzt richtig sehen, fühlen und tasten sollte, so wie auch die traditionelle chinesische Diagnostik auf den vier Untersuchungsmethoden Sehen – Hören – Tasten – Fragen beruht. In der modernen Medizin kommen diese Methoden oftmals zu kurz.

Diagnose ist nicht immer an aufwendige Geräte gebunden, es geht auch ohne – über die Sinne. Der menschliche Körper bietet viele Möglichkeiten, Informationen über Zustand, Befinden und Störungen zu erhalten, sowohl auf der materiellen als auch auf der feinstofflichen Ebene. Einige der wichtigsten Ansätze seien hier genannt:

• Antlitz-Diagnostik (Gesichtsausdruckskunde)
• Puls-Diagnostik
• Iris-Diagnostik
• Ohr-Diagnostik
• Bauch-Diagnostik
• Adlersche Druckpunkt-Diagnostik
• Zungen-Diagnostik.

Die Antlitz-Diagnostik stützt sich auf die Tatsache, daß sich Krankheitszustände im Gesicht widerspiegeln. Wir wissen: Schwellungen, Furchen, Rillen, Falten, Hautfarbe, Pickel und die allgemeine Beschaffenheit der Haut lassen auf entsprechende Krankheiten bzw. eine Krankheitsbereitschaft schließen. Die unterschiedlichen Hautfarben sind selbst dem Nicht-Therapeuten geläufig: Das fahle, blasse Gesicht des Blutarmen, das gelbliche des Leberkranken, das graue Gesicht des starken Rauchers, das rote Gesicht des bluthochdruckleidenden und die bläulich-rote Nase des Alkoholikers. Wir kennen die Schwellungen um die Augen, die auf einen Nierenstau hinweisen. Starke Furchen um den Mund weisen auf Magenleiden hin, starke Faltenbildung um den Mund herum auf Übersäuerung. Jeder Bereich des Gesichts ist einem Organ zugeordnet, jede Farbe einem bestimmten Mineralmangel. Ein guter Antlitz-Diagnostiker weiß noch vieles mehr aus dem Gesicht zu lesen.

Die chinesische Puls-Diagnostik nutzt verschiedene Pulspositionen, die entsprechenden Organen zugeordnet sind. Unterschiedliche Pulsqualitäten liefern Informationen über den energetischen Zustand der Organe. Die Puls-Diagnostik erfordert einen erfahrenen Therapeuten.

Im Kapitel „Verbindung der Mundhöhle zum Organismus im Speziellen" (siehe S. 21 ff.) haben wir von den Somatotopien gehört. Da sind Körperareale, an denen sich der Zustand von Organen und Strukturen ablesen läßt. Solche Somatotopien sind z. B. die Iris des Auges, Ohr, Hände, Nägel und Bauch. Wenn eine Störung vorliegt, zeigen sie meist Reaktionen. Durch Abtasten, Erfühlen und Sehen kann der Therapeut diese Störungen identifizieren.

Die Druckpunkt-Diagnostik sucht nach schmerzhaften Stellen an Akupunkturpunkten. Je nachdem, auf welchem Meridian sie liegen, geben sie Hinweise auf gestörte Organe. Der Zahnarzt konzentriert sich vor allem auf Druckpunkte im Nacken, im Bereich der ersten Halswirbel. Die ersten beiden Halswirbel sind dem Ober- und Unterkiefer zugeordnet.

Alle diese Diagnoseverfahren sind für sich allein, aber auch in Kombination anwendbar. Sie liefern dem naturheilkundlich behandelnden Zahnarzt eine wertvolle Vororientierung, vor allem bei der Suche nach verborgenen Herden.

Ein Problem dabei ist, daß die gerätelosen Verfahren nicht von allen Patienten akzeptiert werden. In unserer technikgläubigen Zeit glauben viele mehr an einen Zeigerausschlag als an das Be-greifen und Er-fühlen.

9.9 Massagetechniken

Für die Zahnheilkunde als sehr nützlich hat sich die Lymphmassage (auch Lymphdrainage genannt), kinesiologische Massage und Shiatsu erwiesen. Bei der Lymphmassage werden die Bereiche der Lymphknoten sehr sanft massiert, um Staus aufzulösen und den Abtransport von Giften über die Lymphbahnen zu ermöglichen.

Wenn der Kopf bereits durch häufige Erkältungen und Entzündungen − z. B. durch Viren, Bakterien oder bei Herdbelastungen der Zähne −, Amalgam oder andere Metalle stark gestört ist, können die Lymphknoten stark belastet werden. Es bilden sich Verdickungen, die auch der Laie ertasten kann.

Ein reibungsloser Abtransport von Giften ist vor allem bei Kindern wichtig für die gesunde Entwicklung der Kiefer und damit auch der Zähne. In der Kieferorthopädie wird die Lymphmassage parallel zur Therapie mit Platten, Aktivator oder Bionator angewendet. Sie ist insofern aufwendig, als die Massagen über einen längeren Zeitraum zwei- bis dreimal in der Woche erfolgen sollten.

Die kinesiologische Massage kann bei der Herdtherapie das geschwächte oder gestörte Organ stärken und stabilisieren helfen. Der Muskel, der dem gleichen Meridian zugeordnet ist wie das betroffene Organ, wird massiert, um so das Organ positiv zu beeinflussen. Bei der Shiatsu-Massage werden Massagepunkte gedrückt und stimuliert.

Diese Massagetechniken erfordern Zeit und Geduld. Sie werden meist in Spezialpraxen von entsprechend ausgebildeten Masseuren angeboten, der Arzt kann den Patienten dahin überweisen.

9.10 Magnetfeldtherapie und Lasertherapie

Krankheit ist eine Störung der elektromagnetischen Schwingung der Körperzelle. Darum werden bei der Magnetfeldtherapie elektromagnetische Schwingungen zur Behandlung eingesetzt.

Wir wissen, daß das magnetische Kraftfeld der Erde einen starken Einfluß auf alle biologischen Systeme hat. Die Magnetfeldtherapie setzt den Organismus unterschiedlichen Polarisierungen verschiedener Frequenz und Intensität aus. In der Zahnheilkunde hat sich das Magnetfeld gut bewährt. Eingesetzt wird es in der Regel zur Anhebung der Schmerzgrenze bei allen neuralgiformen Erkrankungen, nach chirurgischen Eingriffen, zur Entwicklung der Kiefer, besonders der Weisheitszähne, bei Kiefergelenksproblemen und bei allen muskulär bedingten Problemen im Kopfbereich.

Im Unterschied zur Magnetfeldtherapie arbeitet der Laser mit Lichtenergie. Das Laserlicht ist nicht mit dem gewöhnlichen Licht vergleichbar. Die Strahlen sind gebündelt, ihre Kraft wird auf einen Punkt konzentriert. Man kann sagen, daß Laserlicht ein Licht höherer Ordnung ist. Seine Photonen wirken auf die Biophotonen (siehe Seite 50ff.). Es gibt Informationen an Körperzellen weiter, um diese wieder auf eine Normfunktion umzustimmen. Lasertherapie ist eine Reiztherapie, sie aktiviert die körpereigenen biologischen Abwehrsysteme. Ähnlich wie mit Akupunkturnadeln werden Blockaden aufgehoben.

Magnetfeld- und Lasertherapie wirken auf der feinstofflichen Schwingungsebene. Die Anwendungsgebiete der Lasertherapie sind ähnlich wie die der Magnetfeldtherapie: Chirurgie, Parodontologie, Gnathologie und Kieferorthopädie. Sie kann vor und nach allen chirurgischen Eingriffen, bei Nervenschmerzen, bei Knochen- und Kiefergelenksproblemen, bei allen entzündlichen Prozessen, bei Haut- und Schleimhautproblemen eingesetzt werden.

9.11 Sauerstofftherapien

Ohne Sauerstoff können Mensch und Tier nicht leben. Den notwendigen Sauerstoff nimmt die Lunge über die Atmung auf, dort wird er von den roten Blutkörperchen entgegengenommen und über die Blutbahnen bis in die entlegensten Körperregionen verteilt. Ohne Sauerstoff können die Organe nicht arbeiten, er ist bei vielen wichtigen Stoffwechselabläufen nötig. Durch diese chemischen Prozesse wird ein großer Teil des Sauerstoffs verbraucht. Aus den Endgebieten und Organen des Körpers wird das nun sauerstoffarme Blut über die Venen zurück zur Lunge transportiert. Der Restsauerstoff wird ausgeatmet, neuer Sauerstoff über die Lunge eingeatmet und von den Arterien wieder zurück in die Organe transportiert.

Bei bestimmten Krankheiten und oft auch in zunehmendem Alter nimmt die Sauerstoffversorgung des Menschen deutlich ab. So entstand die Idee, Sauerstoff als Therapie einzusetzen. Es gibt unterschiedliche Methoden, Patienten Sauerstoff zuzuführen. Die bekannteste ist die Ozontherapie. Ozon ist in hoher Konzentration gesundheitsschädlich. Eingeatmet ist es giftig, in geringer Dosierung aber ist es von therapeutischem Nutzen. Der Organismus muß allerdings erst das Ozon in für ihn verwertbaren Sauerstoff umwandeln.

Eine häufig angewandte Sauerstoff-Therapie ist die H.O.T. (Hämatogene Oxidations-Therapie). Dazu wird dem Patienten Blut entnommen, dieses wird mit Sauerstoff angereichert und mit ultraviolettem Licht bestrahlt. Hierbei entsteht der sogenannte Singulett-Sauerstoff. Dieses Verfahren hat den Nachteil, daß die ultraviolette Strahlung das Eiweiß im Blut zerstört, was Nebenwirkungen hervorrufen kann. Die modifizierte Singulett-Sauerstoff-Therapie umgeht diesen Nachteil. Hier benutzt man eine spezielle Bestrahlungsröhre, um den Sauerstoff mit ultraviolettem und infrarotem Licht so zu bestrahlen, daß er dem Körper nebenwirkungsfrei, therapeutisch wirksam und ohne Umwandlungsvorgänge sofort zur Verfügung steht.

Singulett-Sauerstoff kann über die Atmung oder über das Blut zugeführt werden. Das Blut wird außerhalb des Körpers mit Ozon oder Singulett-Sauerstoff angereichert und in Form von Spritzen oder Infusionen zurückgegeben.

Anwendungsgebiete in der Zahnheilkunde sind die Chirurgie und die Parodontologie. Vor allem die Eigenbluttherapie in Verbindung mit Sauerstoff kann dem meist sauerstoffarmen, entzündeten Zahnfleisch zur

Regeneration verhelfen. Bei entzündlichen Prozessen nach operativen Eingriffen oder Zahnextraktionen ist sie ebenfalls von Nutzen.

Alle Sauerstofftherapien wirken auf der materiellen, körperlichen Ebene.

9.12 Der Lüscher-Test und die Heilung über Farben

Mit dem Lüscher-Test steht dem Therapeuten neben den Bach-Blüten ein weiteres Konzept zur Verfügung, das er speziell bei psychosomatischen Erkrankungen zur Therapie und zur Diagnose einsetzen kann. Der Schweizer Psychologe Max Lüscher hat eine Farbskala entwickelt, die es ermöglicht, über die vier Farben Rot, Grün, Blau und Gelb Rückschlüsse auf Charakter und Persönlichkeit zu ziehen. Die Farben sind den vier Grundgefühlen des Menschen zugeordnet: Selbstvertrauen, Zufriedenheit, Selbstachtung und innere Freiheit.

Bereits in den alten Kulturen, bei den Römern, Indern, Chinesen und Ägyptern, war die heilfördernde Wirkung von Farben bekannt, es existierten hochentwickelte Farbtherapien. Goethe hat die Farbenlehre neu formuliert. Ihn interessierte weniger die physikalische Seite der Farben, sondern ihr Harmoniegesetz unter einem ganzheitlichen Gesichtspunkt. Nach ähnlichen Gesichtspunkten nutzte die Farbtherapie nach Mandel das heilende Spektrum (siehe S. 26ff.).

Beim Lüscher-Test wählt der Patient aus vier standardisierten Farben diejenigen aus, die ihm gut oder weniger gut gefallen. Über diesen Test kann der Arzt die Verhaltensmuster und Reaktionen seines Patienten einschätzen und die Behandlung entsprechend ausrichten. Eine Therapie kann für den einen Charaktertypus durchaus passend, für den anderen dagegen völlig ungeeignet sein.

Dieser Test wird besonders häufig von naturheilkundlich orientierten Kieferorthopäden durchgeführt. Wie im Kapitel Kieferorthopädie erläutert, werden Kieferfehlstellungen unter anderem durch Fehlhaltungen der Muskulatur verursacht, die wiederum durch eine bestimmte Persönlichkeitsstruktur beeinflußt sind. Außerdem erlaubt es der Test, Rückschlüsse auf Bereitschaft und Mitarbeit zu ziehen und danach die geeigneten Apparaturen auszuwählen.

Therapeutisch werden Farben in der Farblichttherapie eingesetzt – hauptsächlich in Form von Rot- und Blaulichtbestrahlungen, aber auch in anderen Frequenzbereichen des sichtbaren Lichts. Jede Farbe hat ihren Charakter und läßt sich entsprechend therapeutisch verwenden. Wir haben ja erfahren, daß allen Organen und Zähnen Farben zugeordnet sind. Diese Verbindung nutzt die Farbtherapie.

9.13 Akupunktur und Neuraltherapie

Eins der wichtigsten Gebiete der Naturheilkunde ist die Akupunktur. Der Name leitet sich aus dem lateinischen *acus* (Nadel) und *pungere* (stechen) ab. Die Chinesen haben dieses Verfahren als *„Stechen und Brennen"* beschrieben.

In der traditionellen chinesischen Akupunktur wird mit unterschiedlichen Metallnadeln aus Gold oder Silber in die Haut oder in tiefere Gewebeschichten gestochen. Zum zweiten kann über Heilkräuter, die verglüht werden, eine Wärmezufuhr auf Akupunkturpunkten erreicht werden, die einen gesunden Reiz ausüben. Ähnlich funktioniert das japanische Moxa-Stäbchen. Das ist ein aus Heilkräutern gedrehter Stab, der angezündet und in die Nähe des Akupunkturpunktes gebracht wird, um diesen zu reizen.

Die Chinesen entdeckten bereits vor 200 Jahren, daß es zwischen den einzelnen Organen und bestimmten Bezirken der Körperoberfläche eine Wechselbeziehung gibt (siehe auch S. 1). Das bedeutet, daß man über einen Hautreiz das entsprechende Organ erreichen und beeinflussen kann.

Über unsere gesamte Körperoberfläche (Haut) verlaufen Energieleitbahnen, die Meridiane (siehe Kapitel 1). Die Meridiane haben unterschiedliche Qualitäten, man unterscheidet Yin- und Yang-Meridiane. Yin und Yang sind zwei Energieformen, die sich ergänzen, Yin wird als das männliche Prinzip bezeichnet, Yang als das weibliche. Sie entsprechen den beiden Polaritäten, die sich in allen Dingen wiederfinden: hell – dunkel, warm – kalt, oben – unten.

176

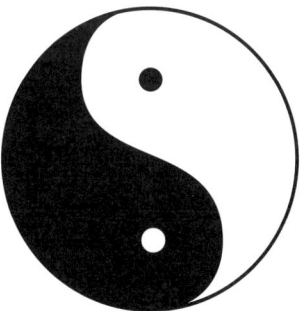

Abb. 90: Yin-Yang-Zeichen

Alle Meridiane sind untereinander verbunden. Sie leiten die Energie durch alle Körperorgane und bilden zusammen einen harmonischen Energieumfluß. Jeweils ein Yin- und ein Yang-Meridian bilden ein Paar,

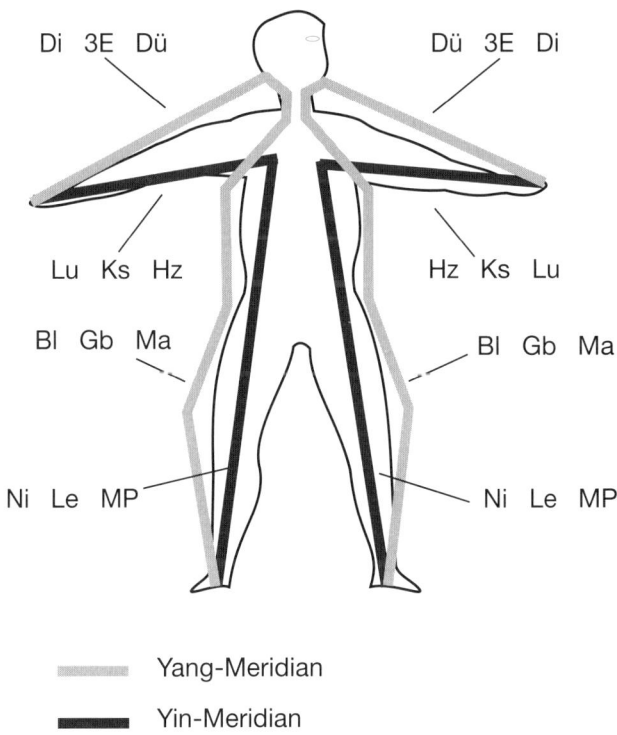

Abb. 91: Hauptmeridiane (schematische Darstellung)

das untereinander in einer besonderen Wechselbeziehung steht. Störungen in den Energieumflüssen beeinträchtigen das Gleichgewicht des Organismus und führen zu Krankheiten der Organe, die auf dem betreffenden Meridian liegen.

Wir haben bereits von den Somatotopien gehört, bestimmten Hautarealen, auf denen sich der gesamte Organismus – Organe, Muskeln und andere Strukturen – widerspiegelt. Die geläufigsten Somatotopien sind der Fuß und das Ohr. Ohrakupunktur und Fußreflexzonenmassage sind vielen bekannt. Es gibt aber noch eine Menge anderer Somatotopien. Am Kopf sind es: Zähne, Kieferwinkel, Zunge, Lippen, Nase, Schläfen, Auge, Stirn, Ohr, Schädel und Hals. Weitere Somatotopien liegen auf dem Rücken (Headsche Zonen) entlang des Blasenmeridians und auf dem Bauch um den Nabel herum.

9.13.1 Was bewirkt die Akupunktur?

Die Akupunktur beruht auf einem sehr komplexen Wirkprinzip.

1. Der Reiz aktiviert das vegetative Nervensystems. Als Reaktion werden Endorphine ausgeschüttet, körpereigene, opiumähnliche Stoffe, die Schmerzen lindern oder ausschalten.
2. Die biochemische Zusammensetzung des Bluts ändert sich. Schmerzhemmende Substanzen (Endorphine) werden vermehrt produziert
3. Nach der Stimulierung läßt sich mit der Elektroakupunktur oder dem Vega-Test rund um den Akupunkturpunkt eine erhöhte Bioelektrik messen.

Verschiedene Effekte üben einen günstigen Einfluß auf Heilprozesse aus.

Die „einfache" chinesische Akupunktur wird oft abgewandelt. Die Nadeln können mit verglühenden Heilkräutern erwärmt werden, um eine zusätzliche Stimulierung zu erreichen. In Europa ist allerdings die Elektrostimulation üblicher. An den Nadeln werden kleine Elektroden befestigt, die mit einem elektrischen Impulsgeber verbunden sind. In der Zahnheilkunde wird diese Methode verwandt, um einen betäubenden (analgenisierenden) Effekt zu erzielen. Vor allem bei Allergien auf Betäubungsmittel oder Injektionslösungen kann man so Komplikationen bei Extraktionen oder Kariesbehandlungen vermeiden.

Ein Spezialgebiet der Akupunktur ist die Mundakupunktur nach Gleditsch. Dabei werden nicht etwa Nadeln im Zahnfleisch gesetzt, sondern im inneren Kieferwinkel (im Bereich der Somatotopie) wird die Haut leicht angestochen. Meist benutzt man dazu eine normale Spritze, mit der man gleichzeitig eine kleine Dosis eines Neuraltherapeutikums injiziert, welches den heilenden Reiz der Nadel verstärkt. Die Neuraltherapie ist eine Abwandlung der Akupunktur. Meist werden an Akupunkturpunkten, vor allem im Bereich und Verlauf von Nervenbahnen, entweder unter der Haut kleine Quaddeln gesetzt oder tief im Gewebe Nervenpunkte stimuliert.

Die Akupunktur in Verbindung mit der Neuraltherapie im Bereich der Somatotopien gibt dem Zahnarzt die Möglichkeit, in Sekundenschnelle auf Zähne und die zugehörigen Organe Einfluß zu nehmen. Die Wirkung tritt oft verblüffend schnell ein, man spricht vom „Sekundenphänomen" der Akupunktur. Der Patient kann von einem Moment auf den anderen schmerzfrei werden. Bei chronischen Krankheitsbildern ist allerdings damit zu rechnen, daß der Schmerz nach einer gewissen Zeit wieder auftritt, so daß weitere Akupunktursitzungen erforderlich werden.

Peter Mandel hat die Farbakupunktur begründet. Jede Farbe ist ein Ausschnitt aus dem Wellenspektrum des sichtbaren Lichts – Farbe ist also nichts anderes als sichtbare Schwingung. Jeder Zahn, jedes Organ spricht auf eine bestimmte Farbschwingung an. Mit dem Farbakupunkturgerät wird farbiges Licht punktförmig auf einen Akupunkturpunkt oder Zahn gerichtet. Die Lichtschwingung übt einen Reiz aus, der die Nadel ersetzt.

Eine weitere Abwandlung der Akupunktur ist die Behandlung mit Dauernadeln oder Samenkörnern, meist in der Ohrakupunktur. Kleinste Nadeln oder Samenkörner werden an den Akupunkturpunkten angebracht und mit Pflästerchen abgedeckt. Sie bleiben drei bis fünf Tage im Ohr und werden dann ausgewechselt. In dieser Zeit hat der Patient die Aufgabe, diese Nadeln oder Körner möglichst oft zu drücken, um die Akupunkturpunkte zu stimulieren.

In der Zahnheilkunde werden alle Formen der Akupunktur angewendet; aus technischen Gründen arbeiten Zahnärzte allerdings vorzugsweise mit den Somatopien oder Körperregionen, die leicht zugänglich sind, ohne daß sich der Patient dafür entkleiden muß.

Die Akupunktur erreicht die körperliche und die seelische Ebene. Sie ist in allen Bereichen der Zahnheilkunde anwendbar. Hilfreich ist sie insbesondere bei Problemen, denen psychische Ursachen zugrundeliegen — abnormer Würgereiz, Angst vor dem Bohren, Schwindelgefühl in bestimmten Sitzpositionen. Bei Kindern, die Angst vor Nadeln haben, sind Farbakupunktur oder Körner problemlos anzuwenden.

Die meisten gesetzlichen Krankenkassen sind in der letzten Zeit dazu übergegangen, Akupunkturbehandlungen zu bezuschussen — vor allem bei Krankheiten wie Trigenimusneuralgie und anderen neuralgiformen Erkrankungen (Nervenerkrankungen) im Kieferbereich. Auf der anderen Seite lehnen die Privatkassen leider zunehmend Anträge auf Erstattung dieser Behandlungskosten ab.

Schlußwort:
Im Zeichen der Monade

Was sollten wir am Ende dieses Buches begriffen haben?

Eigenverantwortung, vernünftiger Umgang mit dem eigenen Körper und ein Leben im Einklang mit der Natur beugen Krankheiten vor. Nicht immer lassen sie sich ganz vermeiden, oft sind die Belastungen, denen wir täglich ausgesetzt sind, nicht zu umgehen. In dem Fall stehen dem naturheilkundlich behandelnden Arzt und seinen Patienten zahlreiche Möglichkeiten zur Verfügung, das verlorengegangene Gleichgewicht wiederherzustellen. Für jedes Naturell, für jeden Charakter läßt sich das Passende finden.

Alle diese Therapien sind ganzheitlich, ganzkörperlich ausgerichtet. Nie wird allein der Zahn oder der Kiefer behandelt, immer werden die Wechselwirkungen zum Gesamtorganismus und seinen Organen mit berücksichtigt.

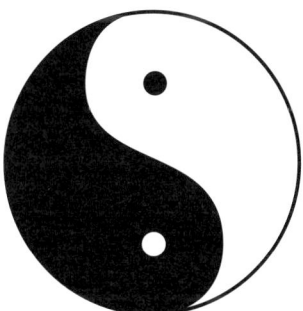

Abb. 92: Yin-Yang-Zeichen

Naturheilkunde beruht auf ganzheitlichem Denken. Dieses Prinzip macht Naturheilkunde und naturheilkundliche Zahnmedizin überhaupt erst möglich. Es ist die Basis für dauerhafte Gesundheit. Nur da, wo

Harmonie herrscht zwischen der körperlichen, der geistigen und der seelischen Ebene, wo die Energien harmonisch fließen, ist der Mensch gesund.

Dies setzt eine bestimmte innere Einstellung voraus. Zum einen den Willen, das eigene Leben und damit die eigene Gesundheit mitzubestimmen, zum anderen die Kenntnis der Strukturen und Eigenschaften unseres Körpers. Mit diesem Wissen um die Zusammenhänge kann der Mensch negative Einflüsse abwehren, und er kann auch entscheiden, welche Therapie und welcher Therapeut sich auf seiner Schwingungsebene befindet und am besten zu ihm paßt. Er hat die Wahl zwischen allen schulmedizinischen und allen naturheilkundlichen Behandlungsformen.

Ist das Prinzip erst einmal durchschaut, so haben wir die Freiheit, zu handeln. Selbst dort, wo wir glauben, daß uns äußere Einflüsse blockieren, in der Familie, am Arbeitsplatz, im Staat, haben wir dennoch die Möglichkeit, uns in eine Richtung zu bewegen. Es werden immer mehr Menschen, die auf der Suche nach Harmonie den gleichen Weg wählen.

Natur und Mensch bilden eine Einheit. Wo immer diese Erkenntnis mit Füßen getreten wird, rächt sich über kurz oder lang diese Einstellung. Das gilt für unseren Planeten im großen und für unseren Körper im kleinen. Keiner kann sich diesem Prinzip entziehen. Die Krankheitsbilder der Natur und die des Menschen entsprechen sich. Hier ist alles gleich und hierin sind wir alle gleich. Die Elemente Wasser, Luft und Erde verbinden alle Organismen. Es gibt keine Trennung, keine Grenzen.

Die Zahnheilkunde ist eingebettet in diese Wirkprinzipien. Ich hoffe, die Einsicht in die Zusammenhänge eröffnet zu haben. Ich hoffe ebenso, daß dieses Buch eine Resonanz findet und der ganzheitlich orientierten (Zahn-)Medizin weiter den Weg bereiten wird.

Literatur

Doerr-Uhlinger: Spezielle pathologische Anatomie. Springer Verlag, Berlin und Heidelberg.

Hämplt, K., Riedel, H.: Zähne. Springer Verlag, Berlin und Heidelberg.

Janson, Ingrid: Bionator-Modifikationen in der kieferorthopädischen Therapie. Hanser Verlag, München 1987.

Kamplik, Georg: Propädeutik der Akupunktur. Hippokrates Verlag, Stuttgart 1988.

Lange, Dieter E.: Parodontologie in der täglichen Praxis. Quintessenz Verlag, Berlin 1986.

Lange, Ernst, Maria, E.: Unser Immunsystem. Goldmann Verlag, München 1990.

Mandel, Peter: Lichtblicke in der ganzheitlichen (Zahn-)Medizin. Edition Energetik, Bruchsal 1989.

Marxkors, R., Meiners, H.: Taschenbuch der zahnärztlichen Werkstoffkunde. Hanser Verlag, München 1978.

Mastalier, Oskar: Immunologische Aspekte in der Zahn-, Mund- und Kieferheilkunde. Quintessenz Verlag, Berlin 1989.

Mastalier, Oskar: Reflextherapien in der Zahn-, Mund- und Kieferheilkunde. Quintessenz Verlag, Berlin 1987.

Pilz/Plathner/Taatz: Grundlagen der Kariologie und Endodontie. 3., überarb. u. ergän. Aufl. Hanser Verlag, München/Wien 1979.

Popp, F. A.: Molekulare und biophysikalische Aspekte der Malignität. Grundlagen und Praxis, Leer/Ostfriesland 1984.

Rauch, Erich: Die Darmreinigung. 33. Aufl. Karl F. Haug Verlag, Heidelberg.

Reichert, P., v. Treuenfels, H.: Biologische Zahnmedizin. Mediz. lit. Verlagsgesellschaft, Uelzen 1992.

Sauerwein, Ernst: Kariologie. Thieme Verlag, Stuttart 1974.

Sauerwein, Ernst: Zahnerhaltungskunde. 3., überarb. Aufl. Thieme Verlag, Stuttgart 1976.

Schroeder, Hubert: Orale Strukturbiologie. Thieme Verlag, Stuttgart 1976.

Seifert, G.: Mundhöhle. Springer Verlag, Berlin und Heidelberg 1966.

Trampert, Gerhard: Schöpfungsakte und ihre Entschlüsselung. Silberschnur Verlag, Neuwied 1991.

Visser, Heiko: Quecksilber-Exposition durch Amalgamfüllungen. Hüthig Fachverlage, Heidelberg 1993.

Volkmer, Dietrich: Jenseits der Molaren. Edition Energetik, Bruchsal 1988.

Voll, Reinhold: Wechselbeziehungen von Odontonen und Tonsillen zu Organen, Störfeldern und Gewebesystemen. 4. Aufl. Mediz. lit. Verlagsgesellschaft, Uelzen 1977.

Yamamoto, Toshihatsu: Neue Schädelakupunktur YNSA. Chun-Jo-Verlag, Freiburg 1991.

Vita

Dr. Manuela Calamini studierte Zahnmedizin an der Westfälischen Wilhelmsuniversität Münster. Seit 1984 betreibt sie eine eigene Praxis in Herten. 1986 begann sie, sich mit dem naturheilkundlichen Aspekt der Zahnmedizin zu beschäftigen und ihn in ihre Behandlung zu integrieren.

Dr. Cordula Grüner, Redakteurin, war bei der Abfassung dieses Buches behilflich.

Register